脳にいい！
通勤電車の乗り方
脳内科医がズバリ解説

加藤俊徳
Kato Toshinori

交通新聞社新書 138

はじめに

電車を利用されているみなさんは、車内でどのように過ごしていますか？

通勤電車内の様子を観察してみると、
・爆睡している人
・本や新聞を読んでいる人
・揺れながら目をつぶっている人
・スマホゲームを黙々とやっている人
・見逃したドラマを観ている人
・ニュースサイトをチェックしている人
・友だちや家族とＳＮＳでやりとりしている人
などなど、さまざまな過ごし方をしています。

寝ている人は別として、その他の人はスマホを見たり、ゲームをしたり、本を読んだりと、目の前のことに夢中になっているように見えますが、本当にそれは心からやりたいことでしょうか。ほとんどの人は、窮屈な電車内への不快感を忘れるために、スマホや本などバーチャルな世界に没頭しているように見えます。実際、生活の中で最もストレスを感じる場面として「通勤電車」を挙げる人も少なくありません。

そのように精神的にストレスを感じていては、仕事も楽しくならないでしょうし、毎朝職場に行こうというモチベーションも下がる一方だと思います。

そんなネガティブなイメージがつきまとう通勤電車ですが、実は、脳を鍛え活性化するには最高の環境なのです。

「いろいろな人が一緒くたに集まって不快な車内のどこに、脳を活性化する要素があるのだろう?」と、驚かれる方もいると思います。もちろん、先に挙げたような過ごし方をしていては、脳にいい刺激どころかマイナスの影響しか与えかねません。

しかし、電車内や乗車前後での行動を少し変えるだけで、脳の働きを高めることができるのです。

この本を手にとられたみなさんの中には、日々の通勤時間をムダにして過ごしているなと感じている人も少なくないのではないでしょうか。今、電車内でやっていることをやめて、私が本書で提案する脳にいい乗り方を実践すれば、ストレスを解消するだけでなく、ビジネスに必要なコミュニケーション力やマネジメント力、企画力などを高めることができ、さらには将来の認知症予防にもつながります。

自己紹介が遅くなりましたが、私はこれまで30年以上にわたり、脳内科医として、大手企業の社長や業界の第一線で活躍するビジネスパーソン、俳優、スポーツ選手にいたるまで、あらゆる人の脳を分析してきました。２０１３年には、加藤プラチナクリニックを東京都港区白金台に開設し、ビジネス脳力診断や発達障害、認知症の診断・治療などを行い、患者さんには、電車によるトレーニングセラピーなども実施しています。

そのように脳と向き合ってきた中で発見したのは、「脳は鍛えれば、年齢に関係なく成長し続ける」ということです。ながらく、脳は3歳頃までに成人の状態に近づき、その後成長がほとんどストップすると考えられてきましたが、実は、30代・40代はもちろん、50代以降になっても、鍛え方次第で脳に眠っている潜在的な力を引き出し、成長させることができます。「年だから」とか「私にはムリ」と言って諦めてしまうと、それこそ脳の成長はストップしてしまいます。いくつになっても新しいことを学ぶことはできますし、できないこともできるようになるのです。

本書には、脳科学の研究成果や、電車内で私が日々実際に行ったトレーニング、実体験から得たものを、すべて凝縮しています。

第1章、第2章では、脳の特性や脳が成長するプロセス・理論を紐解き、通勤電車が脳の活性化のためにいかに有用な環境なのかを詳しく解説。第3章では、脳にいい通勤電車の乗り方を、33のトレーニングを通して紹介します。第4章では「脳にいいこと」の理解度をチェックできる問題を用意したので、復習がてら、解いてみてくださいね。

脳を鍛えるトレーニングだけ知りたいという人もいると思いますが、脳の特徴や成長のメカニズムなどを理解した上でトレーニングを行うほうが、格段に効果が高まりますので、ぜひ初めからお読みいただきたいと思います。

この本を読んで、通勤が少しでもラクに楽しく感じられるようになり、毎日の仕事にも前向きに取り組めるようになっていただけたら、これ以上の喜びはありません。

脳の学校代表　医学博士・脳内科医
加藤　俊徳

脳にいい！　通勤電車の乗り方――目次

第2章 通勤電車は、脳を活性化する最高の空間……51

第3章 実践 脳にいい！ 乗り方トレーニング33

第4章　問題　どちらのほうが脳を刺激する？……171

第1章

ビジネスパーソンにすすめる「脳にいい通勤」

「脳にいい通勤」をすれば毎日が変わる

●通勤電車の疲れは、間違った脳の使い方が原因!?

通勤電車はほとんどの人にとって、疲れて乗りたくない、嫌なモノ。

でも、そもそも通勤電車はなぜ疲れるのでしょうか?

私も電車通勤の経験があるのでわかりますが、混雑してくれば、見ず知らずの人と密着してストレスや息苦しさなどを感じます。そういった環境面による要因もありますが、脳科学的には、脳のメカニズムに反した行動による影響が大きいと考えられます。

たとえば、スマホやタブレット、ゲーム機などの小さな画面から目を離さない人たちやひたすら寝ている人（居眠りしている人）たちは、間違った脳の使い方をしていると言わざるを得ません。だから、毎朝毎晩のラッシュに疲れて、つらい時間になっているのです。

一方で、朝から積極的に頭や身体を働かせている人たちがいます。電車で新聞や本を読んだり、考えたことを書き留めたり、駅に着いてからはエスカレーターではなく階段で移動している人たちです。このような人たちは間違いなく「脳にいい通勤」ができているビジネスパーソンです。

では、なぜスマホを見たり、眠り込んだりする人は、脳のメカニズムに反している人たちといえるのでしょうか？

●あなたの脳は「通勤ストレス脳」かもしれない

まず電車で眠っていては、出社後すぐに仕事を始めようと思っても、脳はすぐに起動しません。脳が本格的に稼働するまでには、ウォーミングアップが必要です。実際、脳が覚醒し活発に働き始めるまでには、起床後最低でも2時間はかかると考えられます。朝起きがけに、跳び箱をジャンプして飛びきるだけの集中力と運動感覚の準備はできていないでしょう。脳全体が目覚めるためには、全身をある程度使って身体の感覚も覚醒させ、多様な動きができる状態でなければなりません。

そもそも、朝の通勤時に眠たくなるのは、脳の覚醒障害などの病気が原因の場合もありますが、ほとんどの場合は、寝不足が原因です。つまりは、十分な睡眠時間（理想は7時

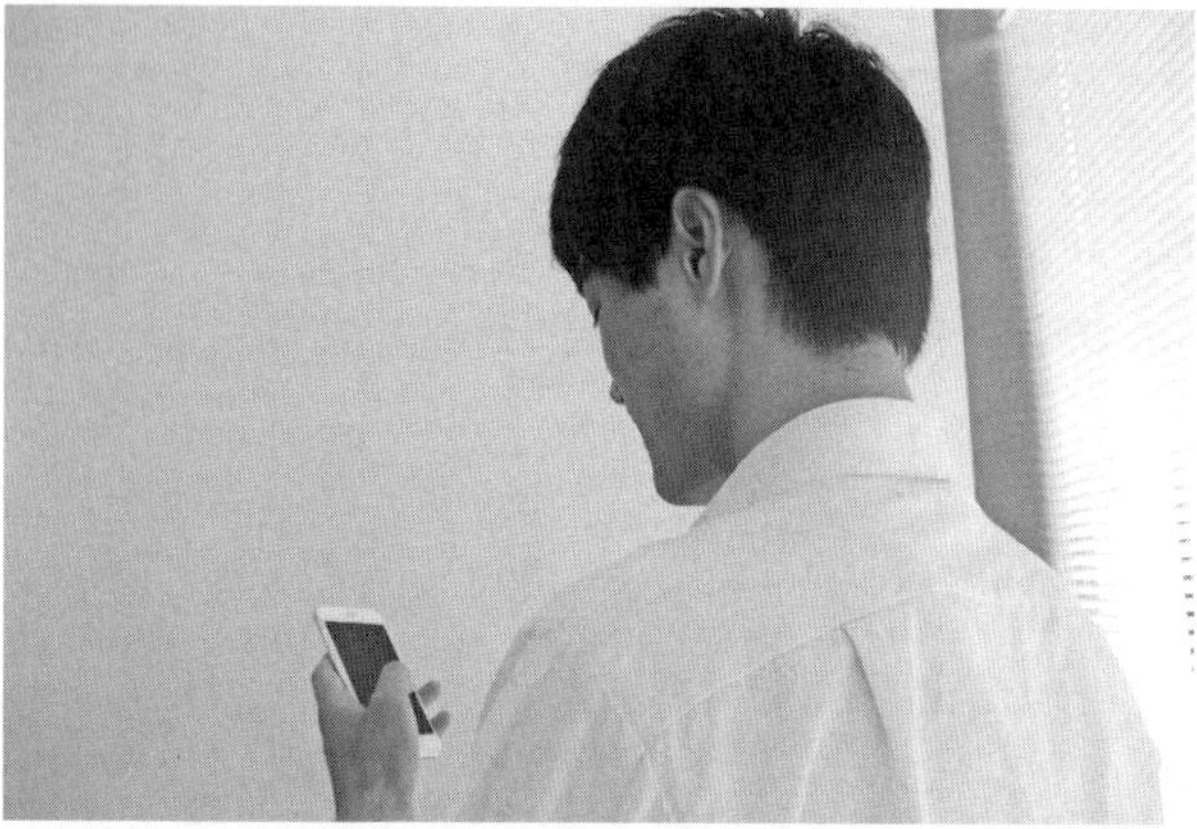

スマホの見すぎで目力がなくなる？

間以上）を確保するような生活リズムをつくることが、「脳にいい通勤」を生み出す基盤になるのです。

次にスマホやゲームに没頭している人は、長時間視覚を使うことによる脳への悪影響が問題です。小さな画面に視線を集中させるため、眼球運動がほとんど起こりません。それによって、脳の同じ機能（この場合は、視覚系脳番地。脳番地については後述します）を酷使するので、結果として、脳が疲弊し、身体の「疲れ」となって表れます。

また、人間の目は見たいものを見ようとする働きがあり、脳は眼球の動きを支える六つの筋肉、眼輪筋を意図的に動かしています。しかし、スマホ画面を長時間見続けることで眼輪筋が弱くなり、本来の目を動かして対象を見る働きができな

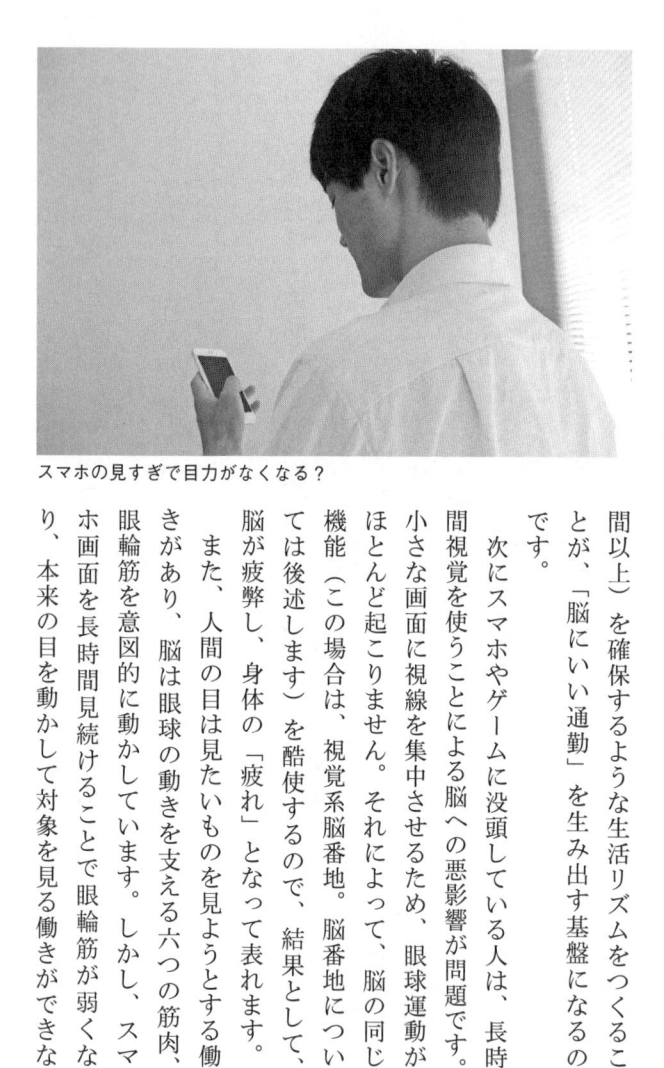

くなります。多くの場合、眼輪筋が衰えたことには気がつかないまま、その影響で意欲（やる気）も育たなくなっていきます。やる気のある人が「目力がある」といわれやすいのも、こうした強い眼輪筋の働きが影響しています。

さらにスマホやゲームをやりすぎてバーチャルな世界にハマると、世の中で起きているリアルな出来事に対する感度が低下してしまいます。人間は赤ちゃんの頃から五感を使って世の中の変化や情報を受けとり、脳で認知しながら成長していく生き物です。しかし昨今、スマホなどに夢中になることで、視覚（視覚系脳番地）中心の生活になり、他の感覚を使わなくなっている人が増えてきています。それが、人の生きる実感を喪失する要因の一つだと考えられています。こうした脳の偏った使い方によって、生きる実感が得られないような毎日を過ごしていると、労働意欲も低下します。

このように、行き帰りの電車内で脳のメカニズムに反した行動をとると、心身ともに疲れやすくなり、毎日が負のループに陥りやすくなります。私は、このような状態にある脳を「通勤ストレス脳」と呼んでいます。

あなたの脳が「通勤ストレス脳」かどうか、簡単に確認できるテストがあります。次の20項目のうち、当てはまるものにチェックをしてみましょう。

「通勤ストレス脳」チェックリスト

□ ①朝、通勤電車に乗る前は憂鬱になる
□ ②睡眠時間は7時間未満である
□ ③朝食をとらないで出勤することが多い
□ ④車内ではもっぱらゲームをして時間を過ごす
□ ⑤通勤中は、常にイライラしている
□ ⑥車内では寝ていることが多い
□ ⑦その日のニュースや出来事を知らないまま、帰宅することがよくある
□ ⑧通勤中の状況をあとで聞かれても、ほとんど覚えていない
□ ⑨1日1時間以上歩かない日が多い
□ ⑩通勤中は、周りの流れに合わせて歩いている
□ ⑪寄り道をしないで、いつも同じ時間に帰宅している
□ ⑫車内ではYouTubeを見たり、SNSをしている
□ ⑬駅構内での移動は、基本的にエスカレーターやエレベーターを使う
□ ⑭出社はいつも始業ギリギリになる
□ ⑮景色や周りの人の様子を見るのが疲れる
□ ⑯席が空いていたら、すぐに座る
□ ⑰乗る車両、座る席（あるいは立つ場所）はいつも同じ
□ ⑱通勤後の午前中はほとんど頭が働かず、午後から調子がでるほうだ
□ ⑲車内ではカバンなどの荷物が、人によくぶつかる
□ ⑳車内で何もしないと落ち着かないし、時間がもったいないと感じる

いくつ該当したでしょうか？

４個未満の人は、問題ありません。今の通勤スタイルを維持してください。合わせて第３章で紹介する脳番地トレーニングを行えば、ビジネスの現場で求められるスキルをさらに高めることができます。

５個から12個の人は、中等症の「通勤ストレス脳」です。積極的に脳番地トレーニングを行い、脳の活性化を図りましょう。

13個以上の人は、重度の「通勤ストレス脳」。まずは生活リズム（食生活／睡眠／運動）の改善を図りましょう。その上で、脳のトレーニングを取り入れていけば、３カ月で、見違えるようなモチベーションを維持しながら仕事力を向上させ、将来の認知症（老化）を予防することもできます。

疲れが解消され、ビジネススキルが高まり、毎日がイキイキと楽しくなる。そうなるための〝正しい脳の鍛え方〟が存在します。そのポイントとなるのが「脳番地」を知ることです。

「脳にいい通勤」のヒントは脳番地にあり

●脳はいくつになっても成長できる

私は14歳のときに「脳を鍛える方法」を求めて医学部への進学を決意しました。それから40年以上にわたってこのテーマを研究してきました。

MRI（磁気共鳴画像）と呼ばれる、磁石を使って人体の内部を画像化する技術により、胎児から100歳の高齢者まで、1万人を超える脳を診断、治療してきました。そこで脳には、二つの特徴があることを発見したのです。

その一つは、脳には「個性」があるということ。みなさん、それぞれの強み・弱みは異なりますよね。双子であっても、性格はもちろん、好きなことや得意なことは違います。こうした人の「個性」を生み出しているのは、「脳」に他なりません。

もう一つは、脳は「鍛えれば成長し続ける」ということ。その昔、脳の成長は3歳までに止まるといわれていました。もちろん、他の臓器と同じように年齢とともに衰えが見られる部分もありますが、それ以上に脳には成長している箇所（細胞）もたくさんあることが近年になってわかりました。

生まれてまもない赤ちゃんは、見たり聞いたりする機能や、手足を動かす機能、話す機能がつながっていないため、思うように表現することができません。徐々にそれらの機能が発達し、つながり合うことで、よつんばいから立って、歩けるようになり、喃語《なんご》を経て親とも普通に会話ができるようになっていきます。

脳の前頭葉という区分には、物事を決めたり、良し悪しを分別している場所がありますが、１歳ではまだこの前頭葉の部分が未発達で、３歳前後から少しずつ発達し始めて、15歳を迎える頃にようやく総合的に考える力（思考力）がついてきます。脳全体に大人としての基盤が整うのは30歳前後です。そして実は、30代から40代が一番脳が成長し、自分の弱みを克服し強みはさらに伸ばして、脳（人）の個性を高めることができる時期です。

10代までの学生時代は、多くのことを学び、覚え、頭をフル活用しているように思えますが、実際は教師が一方的に教えるだけの座学中心の教育が主であるため、脳は限られた部分しか使われていません。それが20代から30代にかけて、企業や組織の一員として社会に関わるようになると脳の使い方も大きく変わってきます。社会的な課題や自己実現のために取り組む中で、20歳頃までに学んできたことを応用し、新たに思考力や理解力を身につけながら、自分のできることを増やしていくため、脳のいろいろな部分がつながり強化されていくのです。

では、50代以降の脳の成長はどうでしょうか？　20代から40代の頃と比べると老化が進行しやすいので、放っておくと元気な神経細胞まで弱ってしまいます。しかし、脳の健康を維持しながらさまざまな「脳番地」を使い、鍛えていけば、１００歳であろうと、脳はまだまだ成長していきます。

ですから、学生時にも、自ら問題を発見し解決していく「アクティブ・ラーニング」のスキルを身につけておくことは、自分の脳を成長させるために必要なスキルといえます。

●機能別、八つの脳番地

脳には１０００億を超える神経細胞がありますが、同じような働きをしている細胞同士が集まり、集団を形作っています。私は、この集団を「脳番地」と名付けました。これを知れば、脳科学の知識がない人でも、自分の脳や個性について理解し、効率よく能力開発ができるようになります。

脳番地は神経細胞の種類と働きの違いによって右脳と左脳に60ずつあり、全体で120に区分していますが、わかりやすくするために、次の八つの機能に分けました。

①運動系脳番地（身体全般を動かす。動かす箇所によって使う脳の部位が異なる）
②記憶系脳番地（モノや出来事を思い出したり、記憶するときに関わる）
③感情系脳番地（喜怒哀楽を感じるときに使う。鍛えれば制御もできる）
④伝達系脳番地（言語系と非言語系のコミュニケーションがある）
⑤理解系脳番地（与えられた情報を整理して、把握するときに使う）
⑥視覚系脳番地（見たり眺めたり、じっくり観察したことを脳にインプットする）
⑦聴覚系脳番地（音や言葉、じっくり聞いた話などを脳にインプットする）
⑧思考系脳番地（考えたり、発想したりするときに使う）

それぞれの特徴をより理解することで脳番地トレーニングの効果もグンと高まりますので、八つの脳番地についてもう少し具体的に解説していきましょう。

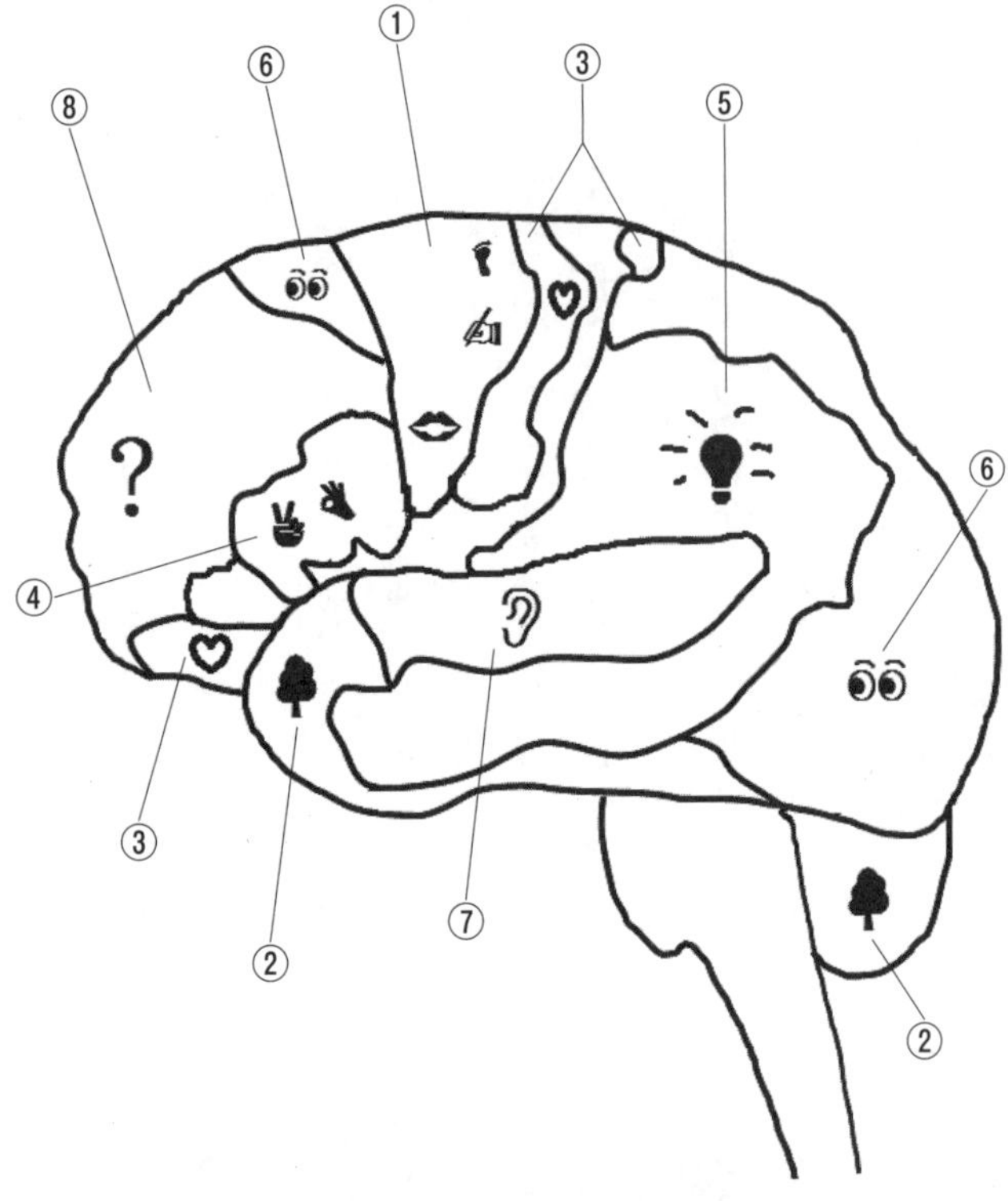

八つの脳番地

①運動系脳番地
②記憶系脳番地
③感情系脳番地
④伝達系脳番地
⑤理解系脳番地
⑥視覚系脳番地
⑦聴覚系脳番地
⑧思考系脳番地

①運動系脳番地

この世に生まれて最初に使うのが、この「運動系脳番地」です。人間は昔から、身体を動かしながら新しい情報や経験を得て、進化してきた生き物なので、この脳番地はとても大切です。

脳科学的に、脳の成長のためには「新しい経験」を得ることが必要不可欠な要素です。その新しい経験を得るためには、この運動系脳番地の活動がどの脳番地よりも欠かせません。なぜなら、運動系脳番地を使うと、見る（視覚系脳番地）や聞く（聴覚系脳番地）、考える（思考系脳番地）、心を動かす（感情系脳番地）、覚える（記憶系脳番地）など他の脳番地が必ず連動するからです。

たとえば、通勤時間帯の駅のホームや階段ではたくさんの人が移動するので、他の人とぶつからないように気を配りながら歩きますよね。このときには、まず目（視覚系脳番地）で向こうから歩いてくる人の動きを捉えながら、一方で電車の発着や周囲の状況を耳（聴覚系脳番地）で聞き、状況を確認します。トラブルが起きないように、道を譲ったり、立ち止まったりする行為には、感情系脳番地や理解系脳番地、そして思考系脳番地がほぼ同時に働いていています。

日頃から運動系脳番地を意識して使うようにすると、脳番地全体が活性化でき、脳の成長にもつながります。

②記憶系脳番地

記憶の機能を司る海馬とその周囲の大脳の底部（一部小脳も）に位置しているのが「記憶系脳番地」です。記憶の機能は、「リトリーバル（想起する）」「エンコーディング（新しい知識を取り込む）」「プロシージャーメモリー（運動や作業の手順を覚える）」の三つに分けられます。

「リトリーバル」は、経験したことを思い出す記憶です。たとえば「昨晩食べたものは何か」「今朝乗った車両のシートは何色だったか」といったものです。

「エンコーディング」は、新しいプロジェクトや今度の旅行、趣味や勉強などに対して、新しい知識を取り入れる際に活用する記憶です。

「プロシージャーメモリー」は、主に小脳が関係しており、自転車の乗り方やダンスのステップ、スポーツの動作など、身体を使った記憶です。

ちなみに、「エンコーディング」は海馬の前側で、「リトリーバル」は海馬の後ろ側で役割を担当しているのではないかと考えられています。

③感情系脳番地

記憶系脳番地と密接に関係しているのが「感情系脳番地」で、脳の複数の部位に分かれています。「扁桃体」という部位は、感情を受けとったり、生成したりする「感情系脳番地」の中心的役割をしています。この扁桃体は記憶系脳番地の海馬に接して位置しています。運動系脳番地の背後に接している部位は全身の皮膚感覚を受けとる役割を通じて快・不快などの感情刺激を引き起こします。ですから、痛みなどの感覚刺激は苦痛を引き起こしやすくなります。また、情報や出来事は感情や感覚を伴うほうが記憶として残りやすいと感じませんか？　それは、こうした脳の構造に起因しています。

一方で、感情がマイナスに作用することでなかなか記憶できない（作業が覚えられない。勉強がはかどらない）という経験もあると思います。たとえば、資格を取ろうと一生懸命勉強するものの、本番前に受けた模擬試験の結果が悪かったことで、「合格はムリだ」と思い込み、勉強に身が入らなくなってしまう、というようなことです。

最近の私の研究では、感情系脳番地は右脳と左脳で働きが違うことがわかってきました。

右脳は人の気持ちや他人の感情を汲みとる働きを担い、左脳は自分の感情を理解する働きを担っています。人によって、どちらが秀でているかは千差万別です。ただ、傾向としては、優秀といわれるような人でも、左脳の感情系脳番地が弱く、自分の感情が理解できない（育てられない）ことがあります。

そういう人でもたとえば、電車に乗りながら人の洋服を見て、自分が好きか嫌いか感じとったり、自分の洋服のセンスを客観的に判断したりすることは、感情系脳番地を強化するために有効です。自分の感情を育てられるようになりますし、感情に邪魔されずに、物事を考えたり、記憶したりする能力を高めることができます。

④伝達系脳番地

「伝達系脳番地」は、言葉で伝える言語系と、表情やイメージで伝える非言語系の二つに分かれます。

１８６１年に、フランス人の解剖学者ブローカ博士が、左脳の伝達系脳番地が損傷すると、「ブローカ失語症」といわれる発話障害が起こることを発見しました。今は、左脳では言語系のコミュニケーションを、右脳では主に表情やイメージで伝える非言語系のコミュニケーションを担っていると考えられています。

話し上手だからといって、どんな商談や交渉でも１００％うまくいくとは限りません。むしろ話し下手な人のほうが信頼してもらえる、ということもよくあります。ですので、左脳の言語系だけでなく、右脳の非言語系の脳番地も鍛えておけば、いざというときに必ず役に立ちます。

また、伝達系脳番地を鍛えるのは、他者とのコミュニケーションだけではありません。言葉を覚えるときなどに、その言葉を脳内で反芻《はんすう》する際にも働く脳番地なので、誰かと話をせずとも一人で伝達系脳番地を鍛えることはできます。

⑤理解系脳番地

与えられた情報や、自分の置かれている状況を理解するプロセスは、左脳型か、右脳型かによって大きく異なります。

左脳型のタイプは、全体の把握から、文章などの構成、言葉（対話）や文章（テキスト）を通じて論理的な理解をしていく脳番地。右脳型のタイプは、イメージ（画像）や空間の把握、映像などの意図・構成を考え、理解する脳番地です。

現代人は、スマホやパソコンなどへの依存度が高く、朝から就寝間際まで、キュレーションメディアやSNSに触れています。こういう人たちは、主に左脳を酷使しているため、慢性的に疲れています。左脳の理解系脳番地を休めるためにも、料理をしたり、ウィンドーショッピングをしたりして、ビジュアルで理解することを意識し、右脳の理解系脳番地を活用する機会を増やしていきましょう。

⑥視覚系脳番地

「読んだものを理解する」「見たものを把握する」――というように「視覚系脳番地」は理解系脳番地と連動しています。視覚系脳番地を鍛え、対象となる人・モノへの観察力を高めれば、おのずと理解力も養われます。

先述しましたが、前頭葉にある視覚系脳番地は「見たい」という本能的な欲求にしたがって目を動かすことができます。ただ、そのことを意識して目を動かさないと「見たい」という欲求も育ちません。

ぜひ、こうした視覚系脳番地のメカニズムを意識して、積極的に見たいモノに触れるように心がけてください。

⑦聴覚系脳番地

自然と耳に入ってくるような周囲の音と、理解が必要な言葉や会話とでは、聞きとる際に使う「聴覚系脳番地」の場所が異なります。右脳の聴覚系は、自然界の音や人の話に注意を向けることで向上します。一方、左脳の聴覚系は、人の言葉を正確に聞きとろうとすることで強化されます。

言葉を聞きとるときは、脳の構造からすると、【聞く→理解する→記憶する】というプロセスをたどるので、理解系脳番地や記憶系脳番地を鍛え、それぞれの脳番地とのつながりを強固にすることで、聴覚系脳番地を高めることができます。

⑧思考系脳番地

「思考系脳番地」も他の脳番地と同様に、右脳と左脳とで働きが大きく異なります。右脳の思考系脳番地は、映像情報など非言語の情報を判断して、選択する役割をもっています。感情系脳番地と連動して、他人の感情も取捨選択しています。また、人のやる気に密接に関係していて、何か漠然とした野心や夢をもつことで育ちます。ですから、思考系脳番地を鍛えれば、モチベーションや感情に左右されずに、目的や目標を遂行できる、強い意志をつくることも可能です。

左脳の思考系脳番地は、言葉による情報を判断して、選択する役割をもっています。感情系脳番地と連動していますが、感情を感覚的に把握するのではなく、言葉に変換して取捨選択しています。また、左脳の伝達系脳番地と連動して、文章を構成する際にも大活躍します。

思考系脳番地は、複数の情報を操作して、そこから選びとる能力が関係しています。つまりは、一つひとつの事柄を吟味して、優先順位をつける脳番地でもあります。

このように、脳は八つの脳番地に分かれ、それぞれの脳番地同士がつながりながら働いています。人は日々経験を重ねて脳番地を刺激し、脳の力を伸ばして成長していくのです。

●「脳の枝ぶり」を見て、脳の成長過程がわかる

ここまで、基本的な八つの脳番地の機能については理解していただけたと思います。では、その脳番地がどのようにして成長していくのか、その成長過程を表したのが、左のMRI画像です。

これを見ると、乳児にはほとんどなかった枝のようなものが、幼児、大人へと年齢を重ねるごとに、伸び続けているのがわかります。

これは、神経線維が集まってできた「白質」と呼ばれ、多くの経験を積み新しい情報を得ることで、どんどん太くなっていきます。それにあわせて「白質」の先端にある「皮質」の表面積も広がっていきます。それは、１本の樹木が枝を伸ばしているように見えるので、こうした脳番地の成長のさまを、私は「脳の枝ぶり」と呼んでいます。

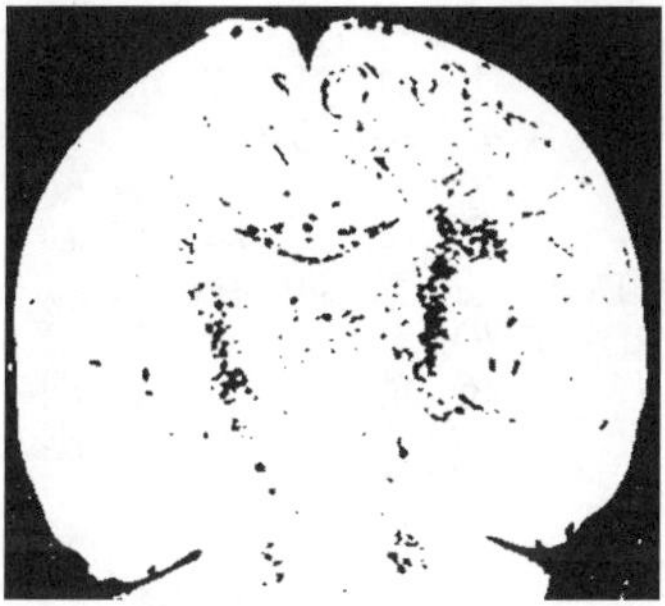
乳児（１歳以下）

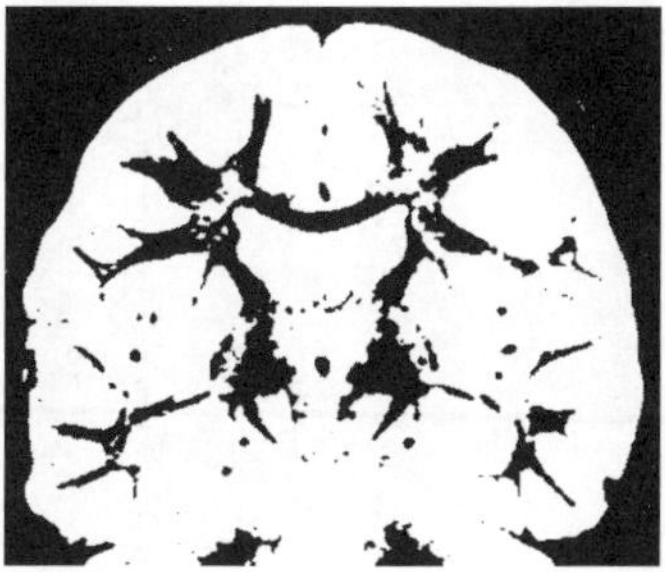
幼児（３歳）

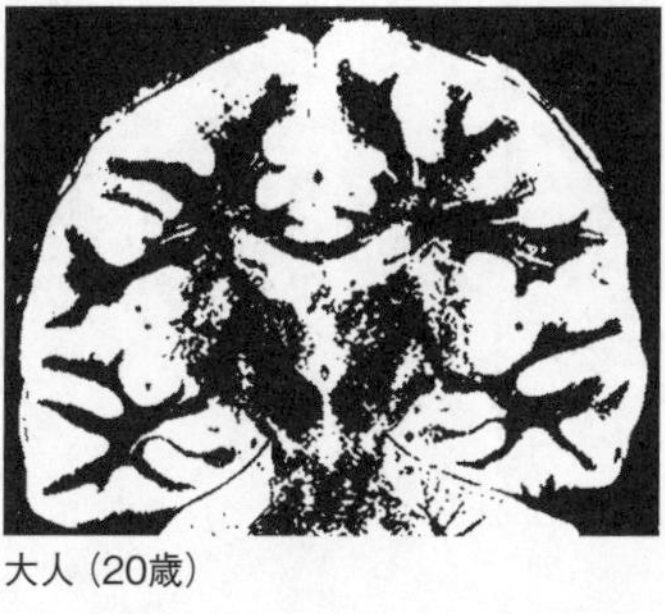
大人（20歳）

この「脳の枝ぶり」は、場所によって形がさまざま。先が尖っているところもあれば、盃の形になっているところもあります。これは、脳の成長の段階が異なっているためです。先細った状態から盃状《さかずきじょう》になって、白質が太くなり、皮質が開いた状態が、成長していることろです。そして、成長段階が異なり、それぞれ形が違うのが「個性」の証です。

●脳の成長を支える「潜在能力細胞」

年齢を重ねても衰えることなく脳番地が成長し続けるのは、脳にまだまだ未熟な細胞があり、それらの細胞が新しい経験などの刺激を受けることで、元気な細胞へと変化していくからです。このような細胞を「潜在能力細胞」と呼んでいます。

この「潜在能力細胞」は、50代以降になっても、脳に存在しています。30〜40代の頃と比べると、50代以降は神経細胞が壊れたり、神経線維が傷んだりして、老化が進行します。それでも「潜在能力細胞」があるので、新たな刺激を受けることでまだまだ脳は進化することができるのです。

テレビ番組でも取り上げられた、80歳の現役社長の話を紹介します。

その社長は、70代で囲碁を習い始め、昇段するまで上達しました。さらにダンスを始めて身体の柔軟性もよくなり、前屈してお腹が太ももにペタッとつくまでになりました。それでもまだ、何が自分に足りないのかを見つけるために、加藤プラチナクリニックの脳画像診断外来を受診されました。その結果、記憶系と聴覚系の脳番地は、抜群に発達していることが脳画像からわかりました。しかしダンスを習っていても、手足の運動系脳番地はあまり伸びておらず、運動不足が明らかでした。そこで私が「今までやっていないことに挑戦してください」とアドバイスしたところ、「ドラムに挑戦します」とすぐに週１回のドラム教室に通い、家でも練習するようになりました。その結果、１年後に脳の画像を見ると、運動系脳番地が活性化して「脳の枝ぶり」が太く伸びており、脳番地同士の新しいつながりも生まれていました。この成長には、本人だけでなく私自身も驚きました。

そして、いくつになっても脳は成長することを改めて実感しました。

●脳の成長に欠かせない四つの要素

脳の成長を促進するには「経験」が欠かせませんが、それだけでは足りないことが、これまでの研究結果からわかってきました。「経験」を含めて、四つの要素が必要なのです。

それが、

1．酸素

2．食事

3．睡眠

4．経験

です。

「1．酸素」は、人間が生きていく上で必要不可欠であり、これがなくなると脳細胞が一気にダメージを受けてしまいます。胎児はへその緒から栄養だけでなく酸素も得ており、生まれてからも呼吸によって肺から酸素を取り込んでいます。身体と脳の成長には「酸素」がとても大切なのです。ですから、スムーズな酸素摂取を阻害する喫煙習慣は脳にも全身にも良くありません。

「2．食事」は、脳の発達や脳の健康を維持する栄養素を摂取するためにも欠かせません。野菜に含まれるビタミン類、オメガ3脂肪酸は、医学的に認知症やADHD（注意欠

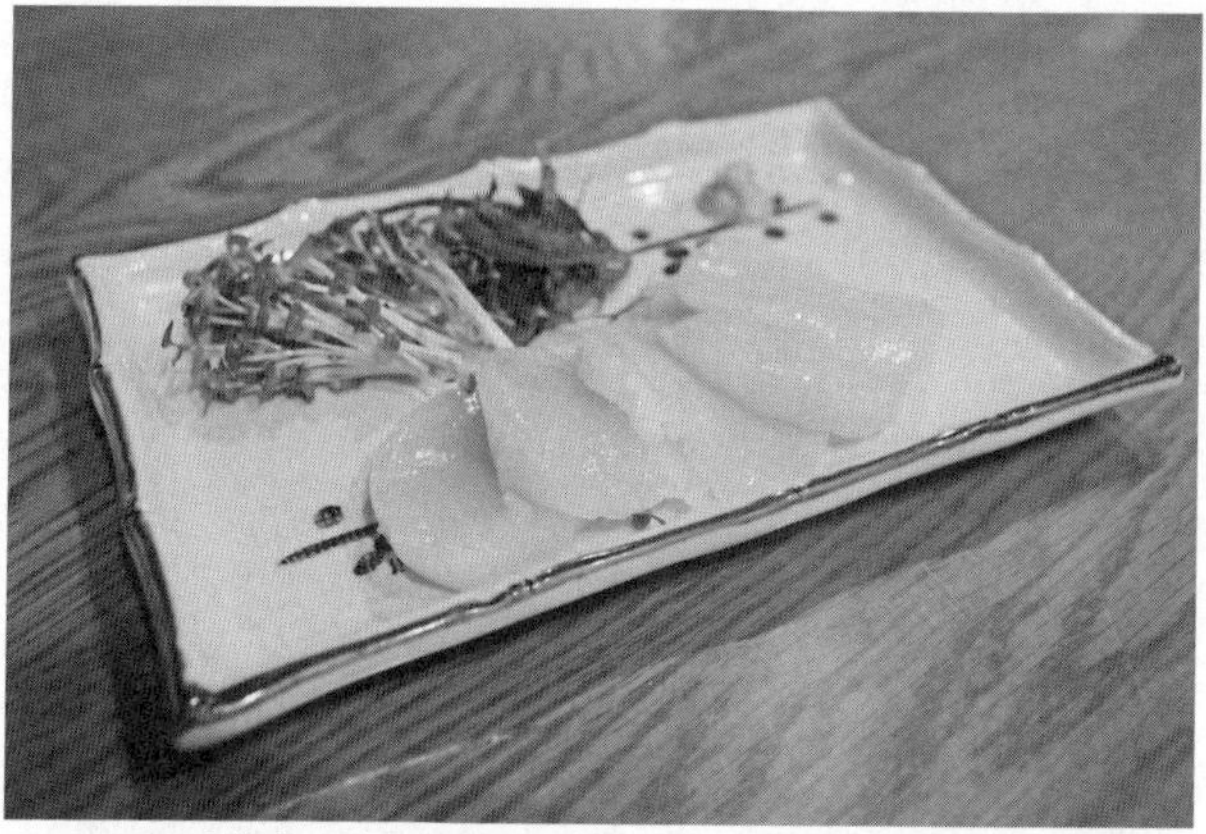

ホタテから高純度に精製されたプラズマローゲンは認知症の症状を改善したという九州大学からの報告もある

陥・多動性障害）に対して有効性が支持されています。

また、リン脂質の一種で、高い抗酸化作用を持つ「プラズマローゲン」という栄養素があります。これは神経細胞をつなぐ成分になっていて、脳の活性化や、最近では認知症予防の効果も期待でき、注目されています。

DHA（ドコサヘキサエン酸）やEPA（エイコサペンタエン酸）なども脳の血液をサラサラにして、脳番地の機能向上などを促進します。これらの栄養素をとるには、鮭やタコなどの魚介類がおすすめです。

反対に、長期的に見て脳の成長を妨げる可能性のある食材や食品としては、赤身の肉（馬・牛肉類など）、バター、チーズ、マーガリン、ファストフード、糖分を含んだ缶コーヒーや炭酸類、アルコールなどがあります。献立を考えたり、外食したりするときには、ぜひ参考にしてみてください。

そして、意外と見落としがちなのが、「3．睡眠」です。最近の脳の研究では、人間は、睡眠中に脳の老廃物を髄液に排泄しているといわれています。また、記憶の整理が睡眠中に進行していることも明らかになりつつあります。

睡眠をしっかりとることで、前日までの経験がしっかり脳に定着して、脳の解毒がスムーズに行われます。適切で十分な睡眠時間によって脳内（体内）リズムが整い、出社後すぐに、クリエイティブで生産性の高い仕事ができるようになります。また、免疫力も高まるので、風邪や、うつ病などの予防にも役立ちます。

最後に「4．経験」です。ここで注意してほしいのは、単に経験すればいいわけではありません。脳に刺激を与えるためには「新しい経験」が大切。これまで経験がないことをやるので、脳にとっては効率が悪く、一種のストレスになります。しかし、それによってこれまで未活用だった脳番地を使うようになり、潜在能力細胞も活発に動き始めます。

この経験を何度も繰り返し、自分の知識や技術として確立していくことで、新たな「脳の枝ぶり」が生まれ、太くなって、脳が活性化していきます。

脳を鍛えるときにはまず、この「酸素」「食事」「睡眠」「経験」の四つの成長基盤が十分に満たされるよう意識することが大切です。

ビジネススキルが向上する脳番地の鍛え方

この本を手にとってくださった読者のみなさんにとっては、仕事で必要なスキルにはどんな脳番地が関係しているのか、非常に興味のあることだと思います。
職歴やキャリア、ポジションなどによって求められるスキルもかなり違ってきますが、さまざまなビジネスシーンで共通して活かせる基本的なスキルはあるので、それをいくつかピックアップしてみました。

コミュニケーションスキル

実践

9 ドア付近の人の顔を見ながら乗り込む
13 乗客を著名人の誰かに当てはめる

業界や職種が違っても、仕事をする上で一番求められるのが、このコミュニケーションスキルです。プライベートで、家族や友人、恋人などとの、円滑で良好な人間関係を築くためにも欠かせません。

コミュニケーションを図る際には、相手の状況をしっかり観察して、反応しなければなりません。相手の対応次第で「理解してくれて嬉しい」「何もわかっていなくて、腹が立つ」など異なる感情が生まれてきます。そのためコミュニケーションの場面では「伝達系脳番地」以外にも、「視覚系脳番地」と「感情系脳番地」を使います。この中で、一番重要な脳番地はどれだと思いますか？

正解は、「視覚系脳番地」です。人とのコミュニケーションに苦手意識がある人は、相手の変化に気づいていない、あるいは相手のことをしっかり見ていないことがほとんどです。だから、何を話せばいいかわからなくなってしまいます。コミュニケーション障害がある私の患者さんも、やはりこの視覚系脳番地がうまく使えていません。

「視覚」は「感情」と強く結びついているので、視覚系脳番地がしっかり機能するようになれば、伝達系脳番地だけでなく感情系脳番地とのつながりが強化され、それぞれの脳番地の働きも活発になり、苦手なコミュニケーションスキルを高めることができます。

タイムマネジメントスキル

２０１９年４月から働き方改革関連法などが順次施行され、昨今、民間企業では従業員一人ひとりに高い生産性や業務の効率化がよりいっそう求められるようになってきました。こうした環境においては、「タイムマネジメント」は必須のスキルです。

20代の若手ビジネスパーソンでも、「この仕事にどのくらいの時間がかかるのか」といった作業時間を見積もるスキルが必要ですし、中堅社員になれば、複数の業務を同時進行でこなせるスキルや、効率性を考えた作業工程の見直しなどを提案・実行できるスキルなどが求められます。

前者では作業手順や、それに要する時間を把握するために「記憶系脳番地」を、後者では、作業手順を再構築していく必要があるため「記憶系脳番地」に加えて「思考系脳番地」を使います。

タイムマネジメントスキルで中心となる脳番地は「記憶系脳番地」。電車の乗り換えに何分かかるのか。または何時何分発の電車に乗れば、出勤時間に間に合うのか。このように数字を使って記憶力を高めるトレーニングなどは、この脳番地を鍛えるには非常に効果的です。

予測スキル

実践

24　8　人とぶつからないように乗り降りする
一番早く電車を降りる人を予想する

その名の通り、先を読む力。世の中の変化を敏感に感じとり、どこよりも早くサービスを立ち上げたり、クライアントに提案したり、社内であれば、上司や同僚の性格や社内ルールなどを把握して、先回りして調整したりなど。先が見えない時代だからこそ、こうしたビジネススキルを身につけると、さまざまな場面で重宝されます。

予測スキルを磨くには、「理解系脳番地」や、変化をつかむための「視覚系脳番地」「記憶系脳番地」「思考系脳番地」を高める必要があります。

たとえば、人に行く手を阻まれずに満員電車から降りられるかをゲーム感覚でトライしてみたり、一番早く空く席を予測したり。こうすることで、先を読むために必要な人を見る目や、自分の立ち位置の把握、変化の予兆をつかむ感性を養うことができます。このトレーニングで「理解系脳番地」「視覚系脳番地」「記憶系脳番地」「思考系脳番地」を総合的に鍛えることができます。

複合的観点から理解するスキル

実践

16 オーディオブックを聴く
22 本をタイトルかデザインで選ぶ

30代後半から40代に入ると、課長など管理職に就き、部下と上司の間で現場を統率していく役割を担う人も多くなると思います。周りの状況を的確に捉え、自分の仕事の増減を調整するなど臨機応変に対応することが求められます。組織全体で考えると、自分でやってしまったほうがいい場合や、育成のために部下に任せたほうがいい場合など、状況に合わせて業務を配分しなければなりません。

また管理職ともなると、上司や会社が目指すビジョンや方向性を理解してメンバーに浸透させたり、他部署との連携を図ったり、いろんな人と関わり調整する業務も増えてきます。そうなると、さまざまな情報を捉え、複合的な観点から理解して、最適な意思決定をしていくスキルがあるかが問われます。「視覚系脳番地」や「聴覚系脳番地」で情報を収集し、それをもとに意思決定をしていくために、「理解系脳番地」と「思考系脳番地」をフル活用する必要があります。

「この時間帯はどのような通勤ルートを通れば最短の時間で目的地に着けるか」といったことを考える脳番地トレーニングは、自分の基準で優先順位を決めたり、意思決定のプロセスを体感することができるので、非常に有効です。また、まったく別の立場から、たとえば鉄道会社として運賃を高く収受する方法を考えてみたり、時間のことは気にせず、いかに料金を安く抑えて目的地にたどり着けるかを考えてみるなど、いつもの通勤ルートをいったん忘れて頭の中をリセットして考えてみることは、脳のマンネリ化を防ぎ、新しい気づきを与えてくれます。

脳番地攻略！五つのポイント

本章の最後に、これまで紹介してきたことはもちろん、まだ紹介していないことも含めて「脳番地」の習性について確認しておきましょう。

①弱い脳番地は、他の脳番地を使って鍛える！

脳番地は、番地ごとに成長のスピードが異なり、さらに活用頻度（よく使っているかどうか）によって、発達度合い（強い脳番地か、弱い脳番地か）も違ってきます。

弱い脳番地だからといって、その脳番地だけを狙い撃ちして鍛えようとしても、ビジネススキルが高まるかといえば、ほとんどの場合うまくいきません。

そもそも、なぜ弱い脳番地ができるのかといえば、その脳番地からは情報（刺激）が入りにくく、成長スピードも遅いからです。そんな一番育ちにくい脳番地を伸ばすには、その脳番地だけを集中して使っても疲弊するだけで、成長するまでには相当な時間がかかってしまいます。

そこで重要なのは、「脳番地同士はつながって成長する」という脳の習性をうまく活用することです。つまりは、他の脳番地を活用してつながりを太くして、弱い脳番地を伸ばします。それによって、ビジネススキルも向上することができます。

たとえば、人前で発表するのが苦手な人は、「伝達系脳番地」が弱いタイプ。場数を踏めばできるようになるかもしれませんが、苦手意識が強いと、人前で発言することを避けてしまい、なかなか上達しません。こういうタイプの人は、何を話せばいいのかわからない場合が多いので、まず下書きをつくり、暗記して、発表することから始めます。下書きづくりでは「思考系脳番地」と「理解系脳番地」を、暗記では「記憶系脳番地」を使って、少しずつ成功体験を積んでいくことで、苦手な伝達系脳番地を単独で鍛えるよりも、ずっと速く効率的に脳番地を伸ばすことができます。

②目指すは脱「脳の自動化」！

脳番地の習性として、ある動作を繰り返し行っていると、わざわざ考えたりしなくても、反射的（自動的）に行動できる回路が脳に形成されます。

先述しましたが、仕事などでも、初めての業務は、一つひとつプロセスを確認しながら行うのでどうしても効率が悪くなります。そのとき脳はどうなっているかというと、血管が開き、通常よりも多くの血液と酸素が送り出されるため、血圧が上昇します。脳にとっては大きなストレスです。

しかし、これが慣れてルーティンワークになると、通常の血液と酸素の量でできるようになるので、脳への負荷もかかりません。脳番地へのストレスがかからないので、刺激もなくなり、これを続けていると、脳は衰え、老化が進んでしまいます。

こうした、あえて考えなくても自動的に行動できる回路が形成されるプロセスを「脳の自動化」と呼んでいます。玄関ドアの施錠後、しばらくして「閉めたかな？」と不安になり自宅に引き返したという経験はありませんか？　この鍵をかける行為が「脳の自動化」にあたります。鍵をかける動作に慣れて、脳番地を働かせることなく、無意識に行動できるようになってしまったのです。

「脳の自動化」によるマンネリ脳の状態を解消することが、脳番地の成長には大切です。

たとえば、新しい習い事を始めたり、右利きの人であれば、通勤中はあえて左手だけしか使わない時間をつくったり。新しい経験をすると、脳は多くの刺激を得られます。「普段しないことをしてみる」ことを、意識しましょう。

③脳番地シフトを積極的に取り入れよう！

みなさんは知らず知らずのうちに同じ脳番地を使っているため、脳が疲弊して、疲れを感じてしまいます。さらにひどくなっていくと、やる気を喪失し、いらだちを覚え、集中力も下がってしまいます。こういうときは、違う脳番地を使う「脳番地シフト」にぜひトライしてみてください。

たとえば、朝の電車ではスマホでゲームに没頭し、会社ではパソコンやタブレット端末などを使って仕事をしている。さらに帰りの電車でもまたスマホ。これでは、起きているほとんどの時間は、同じ脳番地を使い続けてしまいます。

電車内だけでもスマホをやめて、音楽を聴いたりして、視覚系脳番地から聴覚系脳番地へシフトしたり、周りの乗客を観察して職業やキャラクターなどを想像してみたりして、理解系脳番地＋思考系脳番地にシフトすることで、脳がリフレッシュできます。疲れたなと思ったら「脳番地シフト」がおすすめです。

④面倒くさがらずに、楽しむ！

人間は社会的な動物で、外からもたらされる刺激にすごく敏感です。それによって脳も育っていきます。ところが、その刺激を遮断してしまう人がいます。一番多い傾向は「面倒くさがってやらない」ことです。新しい経験を面白がる。このポジティブさが大切です。

私も、電車をさまざまな実験ができる場として考えるようになって、満員電車に乗ることまで楽しめるようになりました。

ストレスを感じることであっても嫌がらずに、自分にとって良い経験だと楽しめば、間違いなくその苦痛が快感に変わりますし、このポジティブな考え方こそが、脳にとってもプラスになります。40歳超になってくると、「自分にはもうムリ」「衰えを感じる」など、年齢を理由に何事も諦めてしまいがちですが、「楽しむ」「面白がる」ことこそ、脳番地の成長を促すための大きなポイントになります。

⑤運動系脳番地を意識する！

他の脳番地と必ず連携しているのがこの「運動系脳番地」です。生まれて初めて使う脳番地でもあり、八つの脳番地のうち一番重要です。しかし、最近はスマホなどの影響により、運動系脳番地がしっかり活用されないケースが増えています。たとえば、視覚系脳番地や聴覚系脳番地でさまざまな情報をインプットしても、運動系脳番地を使ってアウトプットしないと、頭でっかちな人間になってしまいます。普段から意識して運動系脳番地を使うことが大切です。

電車内で行う脳番地トレーニングは、運動系脳番地などを活用して、誰でもその場で実践できるものばかりです。私も、脳を鍛えるために電車内でさまざまなトレーニングを行ってきました。それを通じて感じたのは、電車こそ脳番地トレーニングに最も適した場所だということです。

次章では、「なぜ、通勤電車が脳番地トレーニングの空間として最適なのか」についてご説明します。

第2章

通勤電車は、脳を活性化する最高の空間

通勤電車が脳にいいワケ

私は、今でこそ自宅近くにクリニックを構え、電車で通勤することがなくなりましたが、数年前までは、みなさんと同じように通勤ラッシュを日常的に経験していました。その頃強く感じていたのは、通勤電車の中は他に類を見ない「脳を活性化する最高の空間」だということです。最近では、わざわざ朝、電車で出かけて、出先のカフェで勉強してから、また電車で帰ってくることもしばしばあります。

●脳全体が活性化！「人種のるつぼ」な電車内

電車は、まったく異なる二つの性格をあわせもつ、大変不思議な空間です。

一つはもちろん「パブリックスペース」であるということ。不特定多数の人が共有するパブリックスペースは、周囲に気を配り、マナーを守ることで秩序が保たれるため、「観

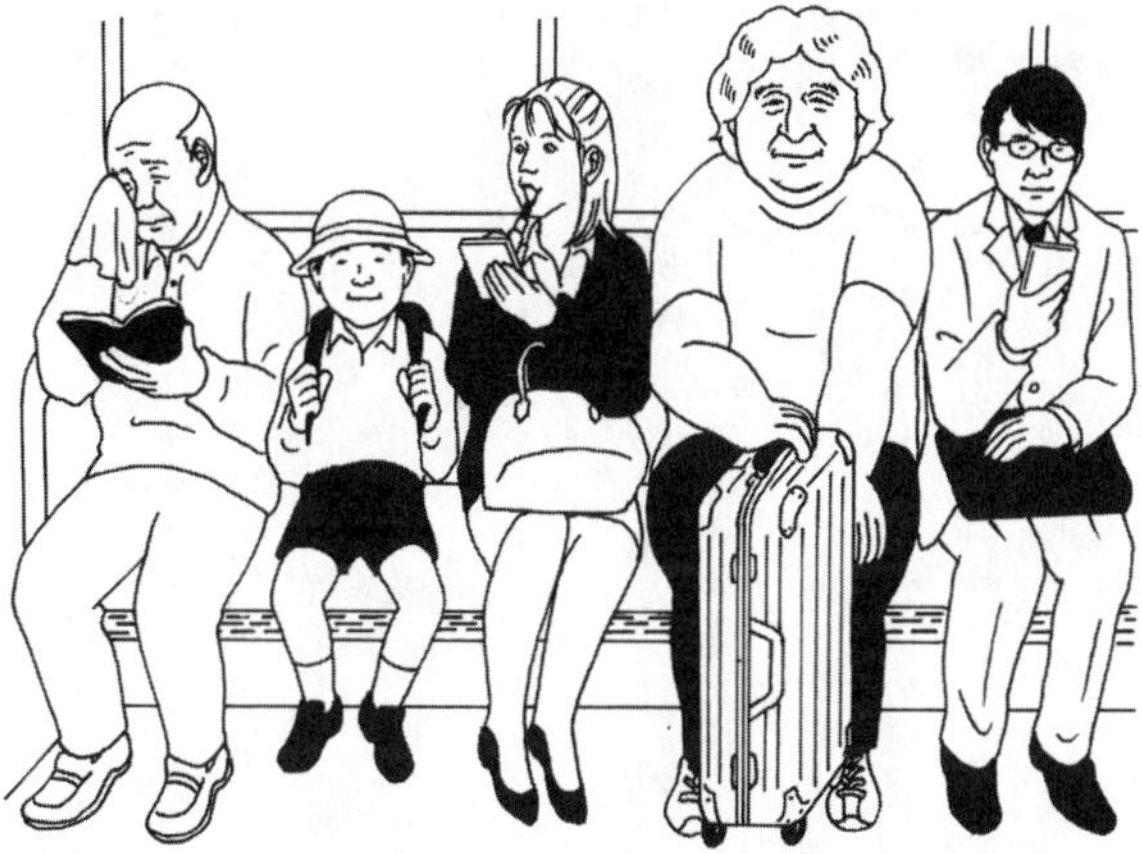

察→行動」が自然と行われる空間といえます。観察し行動するという一連の流れの中では視覚系・聴覚系・理解系・思考系・運動系・感情系脳番地が（場合によっては伝達系脳番地も）使われるため、脳がまんべんなく刺激を受けます。

一方、パブリックスペースでありながらも、人の素の部分（感情）が出やすい、非常に個人的な空間になりえる、という特性も電車にはあります。

たとえば、電車内で人知れず涙を流している人を見かけたことはないでしょうか。周囲に知り合いがいるときよりも、見ず知らずの他人しかいないからこそ、悲しい気持ちを素直に出せるということがあると思います。そういう意味で電車の中は、人間味のある「愛すべき場所」でもあると、私は考えています。

このような感情・個性が表面化しやすい空間に、年齢はもちろん地位も職業も異なる人たちが集まるのですから、一人ひとりをじっくり観察してみるだけで想像が掻き立てられ、感情系脳番地や理解系脳番地、思考系脳番地が鍛えられます。あまりじろじろ見ると怪しまれますので、気をつけてくださいね。

このように、電車という「人種のるつぼ」での人間観察は、脳全体の活性化にもってこいなのです。

●電車に乗り込む前から、脳番地トレーニングは始まる

一般的には、家を出る瞬間など、移動により環境が変化するタイミングには、複数の脳番地がフル活動します。身体を動かすと同時に、周囲の刺激や情報を脳が敏感に察知するからです。このように、複数の脳番地が瞬時に働くことを「高次脳機能」といいます。

実は、電車に乗り込む瞬間も、「高次脳機能」が働く場面の一つ。見て（視覚系脳番地）、判断して（思考系脳番地）、入る（運動系脳番地）というスムーズな流れをこなすために、脳は猛烈に活動しているのです。

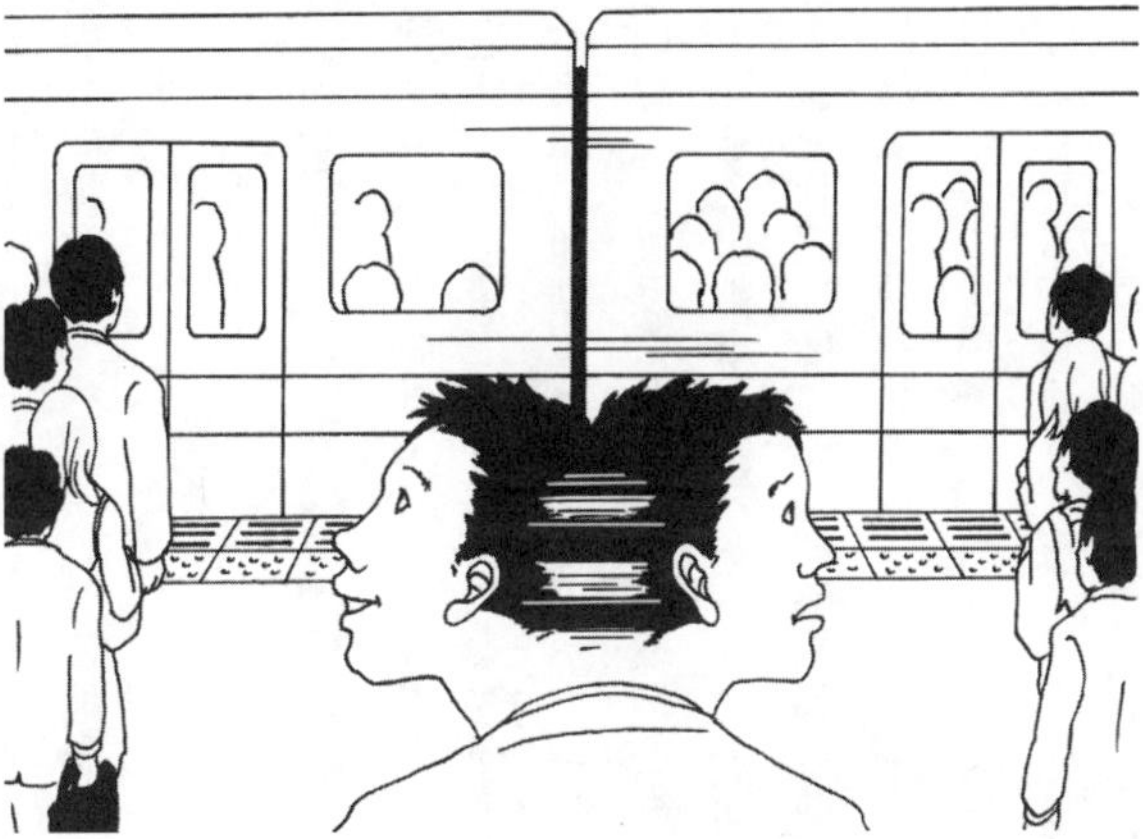

電車のドアが開き、降りる人が出るのを待ってから「さあ乗ろう」と車内に足を伸ばしたところで、中からさらに降りようとする人が出てきた、という経験のある人はいませんか？　そんなあなたは、視覚系脳番地を鍛える余地がありそうです。電車の乗り降りをスムーズに行うトレーニングをしてみましょう（詳しくは第3章のトレーニング8）。

電車に乗り込む瞬間だけでなく、乗り込む前から脳番地トレーニングは始まります。たとえば、快適に過ごせそうな車両を見つけようとするとき。ホームに入ってきた電車をすばやい眼球運動により追い、車内の状態を把握すると同時に「あの混雑した車両では気分が悪くなるな」とか、「今日は、気持ちよく座っていける！」などと自分の気持ちを確かめます。普段何気なくやっていることでも、動体視力はフル活動し、脳内では視覚系、感情系の脳番地をスムーズに働かせるという作業が繰り広げられているのです。

●突然のハプニングは「ビジネス脳力」向上のチャンス

通勤中には、あまりの混雑や急病人への対応、事故、地震速報などにより、電車の遅延や運休が急に発生するほか、乗客同士のトラブルなどハプニングに見舞われることもありますよね。通勤電車は、このハプニングへの対応を通して、臨機応変な対応力・判断力・強い意志を養うことができる環境ともいえます。

予期せぬ出来事にあったとき、最初は戸惑いながらも冷静になり（感情系脳番地）、さまざまな状況に応じて（理解系脳番地）、最適解を導き出して決断し（思考系脳番地）、行動に移す（運動系脳番地）、というように、さまざまな脳番地が刺激されます。

ビジネスの現場でも、仮説を立て周到に準備を行ったとしても、思い通りにいかないことはよくあるでしょう。そのようなときに、さまざまな脳番地を駆使し、冷静に適切な対処ができる人は、周りから信頼され、仕事を任せてもらえる「ビジネス脳(能)力」の高い人です。

ハプニングにより予定していた計画を大きく狂わされるので、当事者になるのは避けたいところでしょう。しかし、こうした経験は思考系脳番地だけでなく、理解系脳番地や感情系脳番地を鍛えられるのはもちろん、イレギュラーな案件にも動じない度胸を合わせて身につけることができ、間違いなく自身の成長、ビジネス脳力の向上につながります。

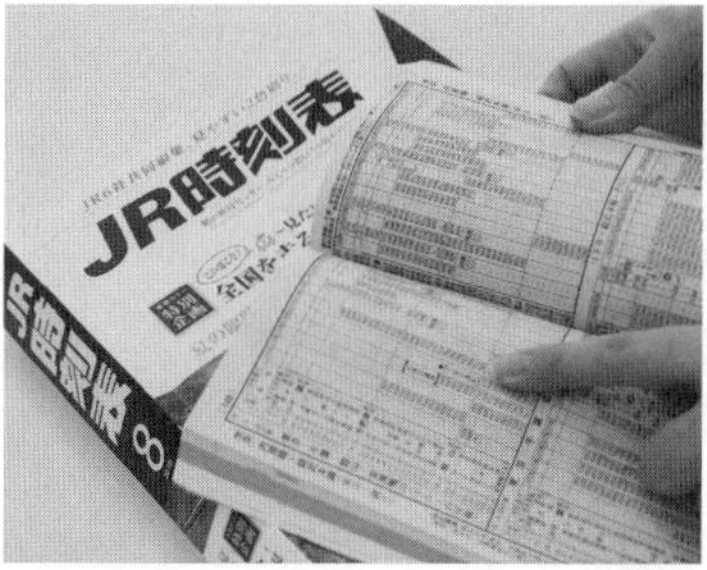

通勤経路を時刻表で追うのも思考のリセットに良い

●乗るだけ！「電車セラピー」

私のクリニックでは、発達障害の患者さんへの治療の一環として「電車に乗ること」を推奨しています。その理由は、発達障害の患者さんの特徴として、「電車好きが多い」ということもありますが、一番は、電車に乗れば、周囲からの刺激で普段とは違う脳番地を使うので、気分転換ができたり、ネガティブな感情をリセットできたり、これまでできなかったことができるようになるからです。また、電車好きな人の中には日頃から時刻表に親しみがある人も多

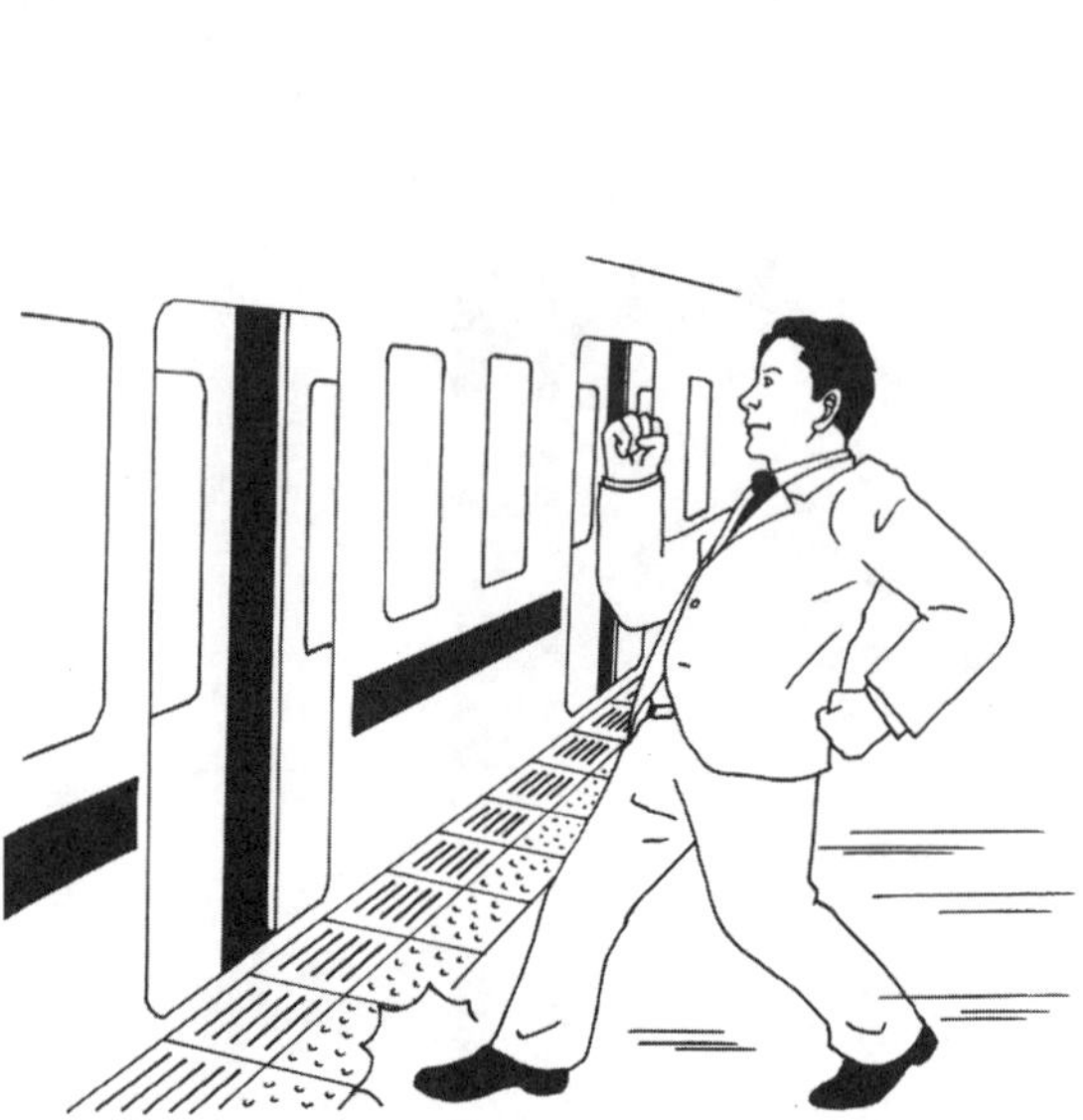

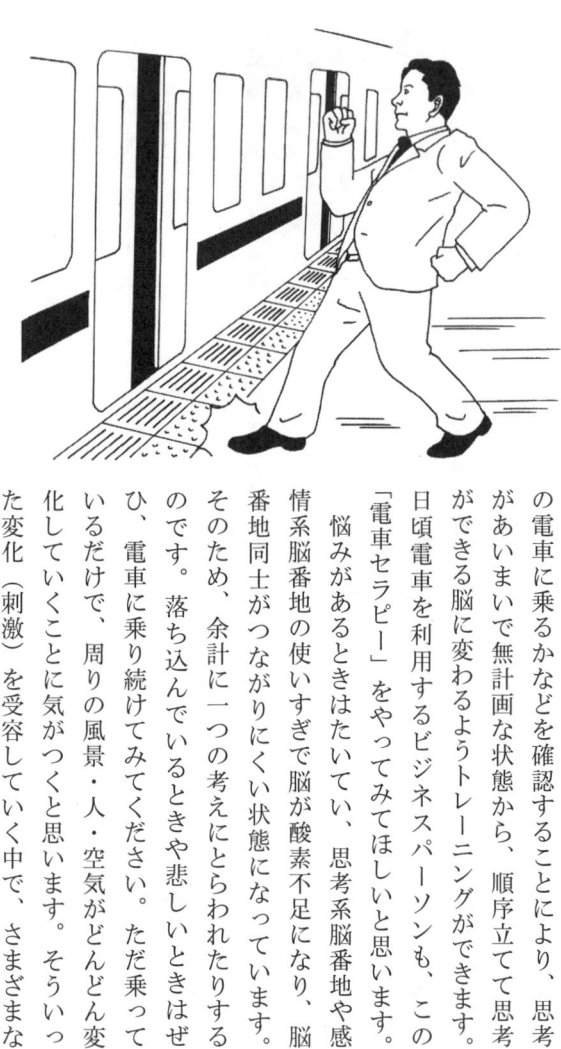

くいます。時刻表を使って、どの駅からどの路線の電車に乗るかなどを確認することにより、思考があいまいで無計画な状態から、順序立てて思考ができる脳に変わるようトレーニングができます。日頃電車を利用するビジネスパーソンも、この「電車セラピー」をやってみてほしいと思います。

悩みがあるときはたいてい、思考系脳番地や感情系脳番地の使いすぎで脳が酸素不足になり、脳番地同士がつながりにくい状態になっています。そのため、余計に一つの考えにとらわれたりするのです。落ち込んでいるときや悲しいときはぜひ、電車に乗り続けてみてください。ただ乗っているだけで、周りの風景・人・空気がどんどん変化していくことに気がつくと思います。そういった変化（刺激）を受容していく中で、さまざまな脳番地が刺激され、感情や思考のリセットに効果的に働きます。

しかし、どうしても気持ちの切り替えがうまくいかない、落ち着かないという人もいるでしょう。そのような人は、思考系脳番地がうまく使いこなせず、自分の脳にブレーキをかけられない人でもあります。「駆け込み乗車」をする人はまさに、抑制する力に欠けているといえます。したがって、乗りたくてもガマンすることは、ドアに挟まれずに済むだけではなく、思考系脳番地を鍛えることにもなるのです。

●思い立ったら即実践！「体感ゲーム」のすすめ

電車内でスマホを使ってゲームをしている人もぜひ、考えたことをその場で実行できる「体感ゲーム」にトライしてみてはいかがでしょうか。

スマホゲームの中でもロールプレイングゲームなどは、架空の状況において想像し、判断しながら難題をクリアしていくというもので、頭の中ですべて完結します。一方、通勤電車での脳番地トレーニングは、視覚を使って、考えて判断するのに加えて、身体を動かして「体感」することができます。思い立ったらすぐに実行できる上に、脳番地で一番重要な運動系脳番地を動かし、鍛えることができるのです。

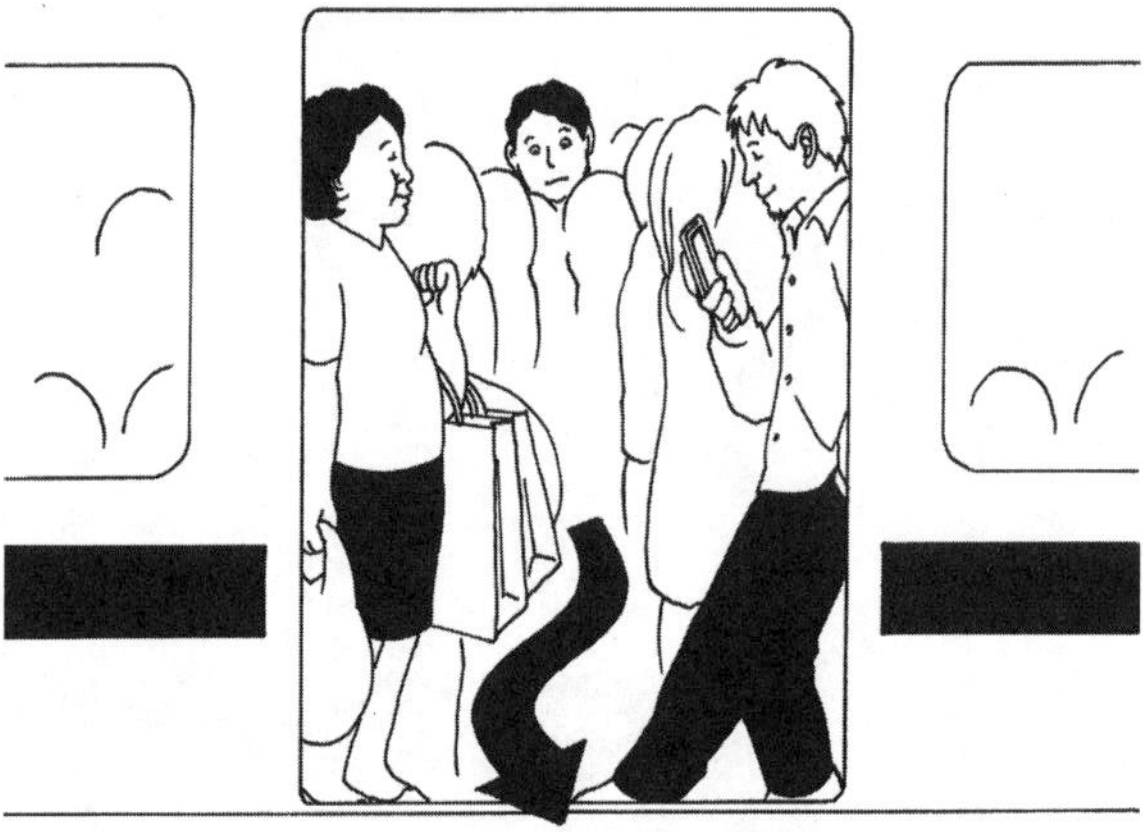

たとえば車内で、ドア付近に買い物袋をたくさん持っている人や足を伸ばして立っている人がいるとします。この状況で電車を降りようとするとき、どのように動けば一番ストレスなくスムーズに降りることができるでしょうか？　あるいは、混んでいてもドア付近から絶対に動かない人もいますよね。さて、どう動こうか？　これも体感ゲームです。

この本を手にとられたみなさんは、ぜひ本を手に、実際に電車でゲームを行う感覚で、脳番地トレーニングをやってみてください。

毎日がもっとうまくいく！通勤電車の乗り方

みなさんは、会社に着いてすぐ、仕事にスムーズに取りかかることができていますか？なかなかスイッチが入りづらいという人は、通勤電車を活用する余地が大いにあります。出勤時と帰宅時、それぞれの通勤電車の乗り方を見直してみましょう。

●朝と夜の乗り方を変えれば、「健康な脳」はつくれる

実は、朝と夜では、脳の状態がまったく異なります。そのため、朝と夜それぞれの脳に合わせた電車の乗り方を意識することで、脳が正常に整えられた状態で電車を降りることができるので、会社や家での生活がもっとうまくいくようになります。

起床して数時間しか経っていない朝の通勤時間帯、脳は十分に覚醒できていない状態です。そのためこの時間帯は、会社に着いてからスムーズに仕事に取り組むために、脳を準

備するべき時間です。

そうはいっても「本気を出せばあとからでも仕事を片付けられる！」という人もいるでしょう。ところが夕方以降は、脳に疲労が蓄積することで、仕事のスピードが遅くなったり、誤った判断を下す確率が高くなります。そのため、クリエイティブな仕事や大事な決断は特に、夕方以降よりも朝のうちに取りかかるほうが賢明といえます。

私自身、テレビ局や出版社などとの打ち合わせで意見を述べたり、物事を決断したりしなければならないときは、午前中に行うようにしています。

数年前までは、診察終了後の夕方に打ち合わせを入れたり、編集担当者に早く原稿をフィードバックしようと思い、夜遅くまで執筆や原稿チェックを行ったりしていました。その結果、打ち合わせではなかなか集中できず判断が鈍り、執筆作業においては文章がまとまらず、筆がなかなか進みませんでした。

そこで思い切って仕事の進め方を朝型に変えてみると、1時間も集中できなかった打ち合わせが2～3時間に及んでも集中力を保つことができたり、4～5時間かかっていた執筆作業も、ほんの1時間程度で終わるようになりました。

このように、パフォーマンスの高い仕事をするためには、朝のうちに大事な仕事に取り組むことが重要です。だからこそ、朝の仕事前、つまり通勤時間帯のうちに脳を準備することが、デキるビジネスパーソンへの第一歩となります。

「一流」や「成功者」といわれる人も、本番前の入念な準備を怠りません。たとえば、野球界のトップアスリートであったイチロー氏は、試合開始から逆算して、食事や寝る時間などすべてのスケジュールを決めていたそうです。また、打席に入ると必ずバットを立てるなど、数々の「ルーティン」を取り入れていたことでも有名ですね。ルーティンを行うことで、心と身体を一定の状態に整え、集中力を高めているのです。

朝の通勤中に脳番地トレーニングを行い、脳を覚醒させることで、ルーティンと同様の効果が得られます。会社に着いてすぐに脳のパフォーマンス・集中力が高い状態で仕事に取りかかることができるため、夜も遅くまで残業せずに済みますし、十分な睡眠を確保できます。

一方、朝から電車で頭を下げて居眠りしていると、残念ながら、会社での評価もなかなか上がることはないでしょう。

第1章でも説明したように、目が覚めてから脳が覚醒するまで、最低でも約2時間はかかります。電車で居眠りしていると、電車を降りてから徐々に覚醒が始まり、覚醒し終わらないうちに職場に着くことになります。そうなると、さまざまな脳番地同士が活発につながり合うことができないので、午前中は頭がボーッとした状態が続き、集中力や注意力が上がらず、単純作業をこなすのが精一杯になっても仕方がありません。さらに、単純作業のみに取り組んでいると、同じ脳番地が酷使されることとなり、脳の酸素不足が疲れとなって表れます。そのような状況の中、午前中にできなかった仕事が昼以降にずれ込み、結局夜遅くまで残業することになり、必要な睡眠時間がとれず、翌日も寝不足のまま通勤することになってしまいます。

このような負のサイクルから抜け出すためにも、朝の通勤時間は脳を覚醒し、会社で朝一番から稼働するための「ON（オン）」の時間帯にするべきでしょう。

では、夜はどうかというと、ずばりその反対で「OFF（オフ）」の時間帯となります。夕方以降は、脳を休ませ疲れをとることがポイントになります。そのためにはまず、悩みは家に持ち帰らないようにしましょう。

悩みを抱えたままでは、帰宅後にしっかり睡眠をとって休むことが難しくなります。そこで、帰りの通勤中に、その日のことを整理して、感情系脳番地を中心に脳をリセットします。そうすることで、翌日からまたイキイキと過ごすことができます。

「悩み」とは解決していない問題のことで、そのまま放置していると、無駄に感情系脳番地を酷使するため、思考系脳番地などが機能しにくくなり、脳全体の働きが鈍くなります。そこでまず、問題をリストアップして対策を考えます。その場で解決できるものもあれば、できないものも出てきます。今すぐ解決できない問題は、いつから着手するか決めるだけでいいです。そうすれば、先の見えない漠然とした不安感から解放され、目の前の問題に集中できるようになります。このように整理すると、感情系脳番地の働きが落ち着いて、思考系脳番地が正常に働くようになり、次にやるべきことも明確になってきます。

さらに、脳の疲れをとるためには「脳番地シフト」も有効です。

たとえば、会議や商談、メンバーへのフィードバックなどで話すことが多い人は、伝達系脳番地を使いすぎるあまり、一時的にその部位に血液が溜まり、酸素不足に陥ります。それが疲れとなって表れ、気力も喪失してしまいます。このような人は、電車内では、音楽を聴いて聴覚系脳番地を使ったり、車窓を眺めて視覚系脳番地を使ったりしてみましょう。これまで主に使っていたところとは異なる脳番地に切り替えることで、気分転換を図るとともに、酷使していた伝達系脳番地を休ませることができます。

このように、朝と夜それぞれの脳の状態に合わせた脳番地トレーニングに取り組むことで、脳を本来の正常な状態に整え、「健康な脳」をつくることができます。さらに、効率的で、クリエイティブな仕事を創出し、ワーク＆ライフが充実する毎日を送ることも可能になります。

私の考える「健康な脳」とは、朝から楽しく、心の底から笑えるような脳のことです。イライラしたり、集中力が上がらない状態では、朝から上司や部下、同僚と顔を合わせても、心からは笑えないはずです。

「笑う」というのは、相手からの刺激を、視覚や聴覚で受けとって理解し、「楽しい」「面白い」という感情を表情にして反応することで、実は脳がフル活動している状態になるのです。「笑う」には、朝から視覚系、聴覚系、理解系、感情系、運動系の複数の脳番地を動かさなければなりません。そのため、心から笑える状態というのはすなわち、脳が覚醒し、仕事ができるモードだということなのです。

ぜひ、朝から元気に笑えるビジネスパーソンを目指してください！

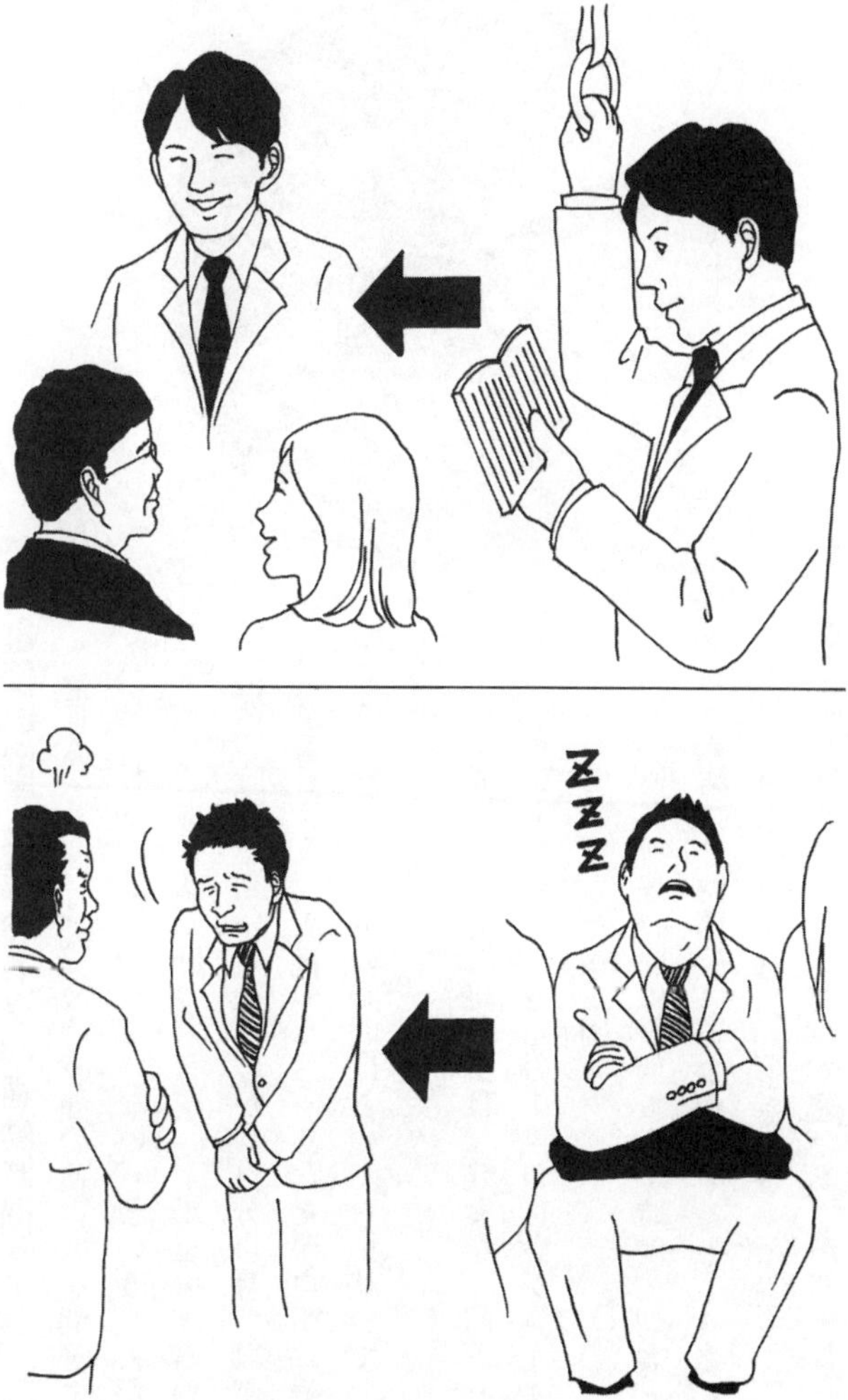
ZZZ

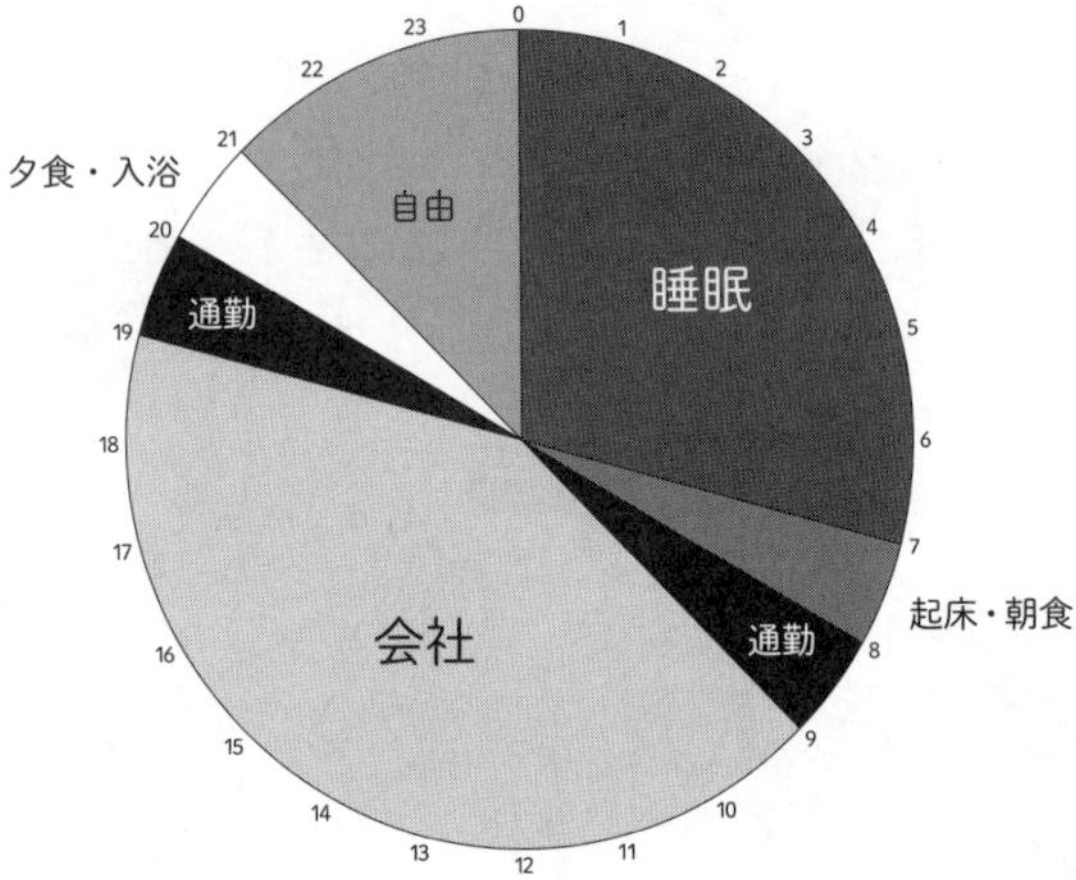

●使い倒すほどおトクな通勤時間

「忙しい」という人ほど、時間の使い方を間違っている、あるいはわかっていない、ということがあります。まずは1日のスケジュールを振り返って、何に時間を割いているのか、自分自身で確認してみましょう。1日のうち、あなたが自由に過ごせるプライベートの時間はどのくらい残っていますか？

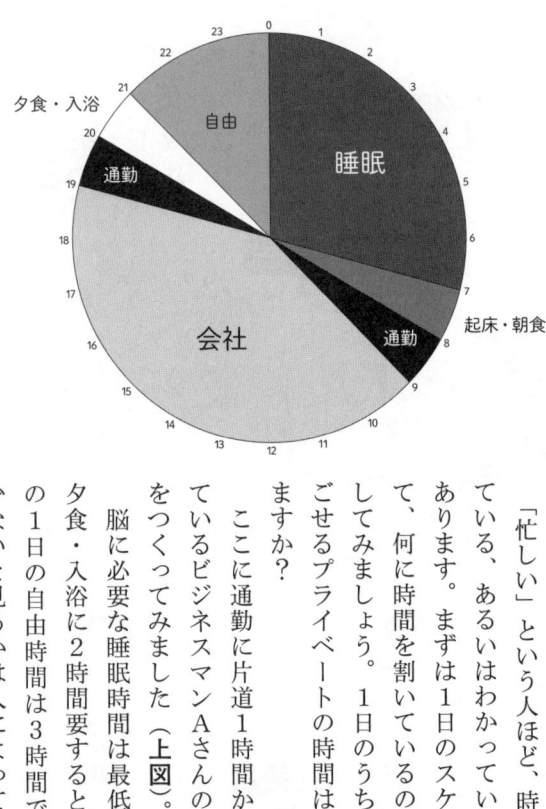

ここに通勤に片道1時間かけ、残業を1時間しているビジネスマンAさんの1日のスケジュールをつくってみました（上図）。

脳に必要な睡眠時間は最低でも7時間。朝食と夕食・入浴に2時間要すると仮定すると、Aさんの1日の自由時間は3時間です。多いと見るか、少ないと見るかは人によって違いますが、テレビを見たり、家族としゃべったり、同僚と飲みに行ったりしていたら、あっという間に過ぎてしまう時間だと思います。

しかし、通勤時間を自由時間として活用すれば、Aさんの自由時間は5時間になります。たとえば、自宅でしていた資格の勉強などを電車内ですれば、これまで取り組めなかった趣味の時間などを捻出することも可能です。このように、通勤時間を有効に使うことは、あなたの仕事面だけでなく生活面にも大きな価値を生み出すことができます。

またこの通勤時間は、１カ月で40時間（20日出勤）ですが、１年経つと４８０時間になり、これはおよそ3カ月分の勤務時間（1日8時間×60日分※1カ月は20日換算の場合）に相当します。１日２時間といえども、毎日の通勤時間を積み重ねていくと、１年も経てば、膨大な時間になるわけです。

ワーク＆ライフを充実させるためにも、通勤時間を有効に活用しましょう。

脳にいい通勤を始める前に！
覚えておきたい四つのポイント

この章の最後に、通勤電車での脳番地トレーニングによる効果をしっかり実感してもらうために、押さえておくべきポイントを紹介します。

①成長する理由を見つける

人間は、外部からの刺激を受けとりながら成長していく生き物です。親が子どもに愛情（想い）をかけることによって、子どもはその愛情（想い）をつかもうという強い動機をもって、脳のさまざまな場所を働かせ、育っていきます。

しかし、すべての人間が刺激をしっかり受けとめて、成長するわけではありません。その刺激をストレスだと感じて遮断したり、またはその刺激を意識しなかったり、刺激そのものをマンネリに感じている人もいます。

それは、その人に成長する目的や動機がないからです。第1章でも説明したように、脳にはもともと成長する可能性を秘めた神経細胞（潜在能力細胞）がありますが、ただ具体的な目標や動機もない状態で刺激を受けても、脳の細胞は準備不足でうまく働きません。動機を見つけてあげることで、脳の神経細胞は刺激を受けたときにすぐ反応できる、準備万端の状態になるのです。

人生100年時代、自分が「成長する理由」を考えることは、これからも人生を歩んでいく上で、決して無駄にはなりません。注意してほしいのは、「他人がやっているから」という理由では脳に良い効果は生まれない、ということです。ぜひ、心から「やりたい！」「やってみたい！」と主体的に取り組めることを見つけてから、通勤電車での脳番地トレーニングを活用してみてください。

②自分に合った脳番地トレーニングに改良してみる

電車内では体感ゲームができるとお話ししたとおり、電車で脳番地トレーニングを行うメリットは、その場で身体を動かして実践できるということです。

たとえば、「人とぶつからないよう乗り降りする」トレーニングなら、車内で乗り合わせる人はほとんどの場合毎回違うため、一つとして同じ環境はなく、毎回新たな刺激が得られます。

さらに、繰り返し行っていると「もっとこうしたほうがいいのではないか?」と工夫すべき点も見えてくるので、トレーニングの成果もより得やすくなります。

本書で紹介している脳番地トレーニングは、どれも簡単にできるものばかりです。「本を読む」など電車内の過ごし方を少しアレンジしたものから、ゲーム感覚で行えるものまで、誰もが気軽に楽しみながら取り組むことができます。

それぞれ、鍛える脳番地を意識してトレーニングすれば、新たな気づきや刺激が得られるので、ぜひチャレンジしてみてください。

③制限時間を意識する

電車内は、記憶系脳番地トレーニングが効果的です。なぜなら、駅から駅までの所要時間は一定で限られているため、覚えることに集中でき、記憶系脳番地のスイッチが入りやすいからです。「次の駅に到着する間に英語のフレーズを一つ覚える」など、自分で目標を決めてから取り組むと、さらに記憶力は高まります。

同じことを自宅でやろうとすると、なかなかうまくいきません。周りに見慣れたものがたくさんあるため、気が散るというのも要因の一つとしてありますが、時間の強制力がないことでダラダラ過ごしてしまうというのも大きな要因です。

したがって、記憶系脳番地トレーニングは制限時間を意識することが必須になります。

④通勤時間をプランニングする

仕事ができる人ほど、ＴｏＤｏリストをつくるなど、今日１日何をするべきか、しっかり予定を立てて取りかかります。しかし、通勤電車の中で何をするかまでプランニングしている人はほとんどいないと思います。

スマホで動画やニュースを見ていたり、ゲームで遊んでいる人の中には、何もしない状態に不安を感じ、しかたなくスマホを手にしているという人も多いように思います。そのような人たちにぜひやってほしいことは、通勤電車で行う脳番地トレーニングのメニューをプランニングすることです。

最初は少し億劫かもしれませんが、まずは１週間分のメニューを考えてみましょう。

たとえば、人とのコミュニケーションに課題を感じている人は、まずは相手を見る力を養う視覚系脳番地を鍛えます。

そのために、この二つの脳番地を活用する
●9　ドア付近の人の顔を見ながら乗り込む
●8　人とぶつからないよう乗り降りする
●14　テーマを決めて、車窓の景色を眺める
などのトレーニングを行いましょう（詳しくは第3章を参照）。

視覚系脳番地トレーニングを2週間続けたら、「広告の文字を逆さから読み、記憶する」などの伝達系脳番地を鍛えるためのトレーニングも徐々に取り入れていきます。

毎日同じメニューを1カ月続けて、変化を見るのもいいですし、続ける自信のない場合は、1日ごとに違う脳番地トレーニングを取り入れて、5日分のオリジナルメニューをつくるのもいいです。これを継続して取り組んでいれば、3カ月〜6カ月もすれば、少しずつ脳が育ち行動に変化が表れてきます。

さらに、脳番地の成長を実感してもらうために、意識してほしいのが「感情系脳番地」の変化です。

脳番地トレーニングに取り組むときに「面倒くさい」と思ったことは、脳が効率的に機

能しておらず、苦手分野と認識している可能性が高いです。「面倒くさい」が「楽しい」に変わってきたら、それは脳がぐんぐん成長している証拠です。

こうした変化をしっかり捉えるためにも、自分の思考や感情、そして行動を毎日しっかり振り返るようにしてください。

毎日の振り返りや目標・課題の見つけ方、そして具体的な脳番地トレーニングについては、次章で詳しく紹介します。

第3章

実践 脳にいい！乗り方トレーニング33

目標が見つかる、基本トレーニング

これまで、脳番地トレーニングに取り組む前に知っておくべきことを述べてきました。いよいよこの章では実践に入りますが、まだ「成長する理由」が見つかっていないという人も多いのではないでしょうか。そういう人は、実践トレーニングに入る前に、成長する理由を見つけるためのトレーニングを行いましょう。

将来の夢や希望がまだ見つからないという人は、まず「何をしているのが好きか、嫌いか」という判断が苦手な可能性があることを疑ってください。「好き」「嫌い」の感覚を磨くために、感情系脳番地を鍛えてみましょう。「好き」「嫌い」を感じた上で、それが自分にとってどのような意味があるのか、きちんと受け止め、分析できる人は自己観察力の高い人です。自己観察力は、理解系脳番地を鍛えることで高まります。

そして、夢や希望を掲げられる人は、想像力が豊かな人でもあります。夢が叶い、理想の自分の姿を想像できれば、わくわくしてきてやる気も湧いてきます。想像力も、理解系脳番地に深く関係しています。さらに、連想しながら自由に発想する上では、脳番地同士のつながりがスムーズであることが大切です。そのためにも、ストレスをためにくい「健康な脳」の状態をつくることが大事です。

ちなみに、私は30代の頃、アメリカの大学で研究者として働いていました。そこでは最初は1年単位の契約で、結果を出していけば、3年などの複数年の契約を勝ち取っていくことができます。毎年必ず成果を出していかないと、来年の契約はありません。その成果も契約が終了する直前では遅すぎているので、契約更新の半年前には示せるようにしておかないと、認めてもらえません。それに、契約更改(給与)は上司との交渉で決まることになっているので、その場で必ず成果を示さないといけません。私はこのような状況の中、自然に前のめりになって仕事に取り組むことができるようになりました。

このような成果報酬型で「結果がすべて」の仕事においては成果を挙げるというわかり

やすくシンプルな目標を掲げられるので、迷いなく突き進むことができやすいです。一方、評価や給与が目に見える成果によらない仕事もたくさんあります。そのような仕事をする人にとっては、日々の目標設定は決して簡単なことではないでしょう。しかしそれでも、きちんと前向きに仕事と向き合えている人は、自分の将来の「なりたい像」やビジョンが描けていて、今やっている仕事の意味、仕事が自分の将来にどうつながっているかを理解できている人です。

晴れて目標が立ったら、大事なことは、目標を立てるだけで終わらせるのではなく、必ず毎日振り返ること。できたこと、できなかったことを明確にして、また明日すべきことを考えます。この振り返りを通勤電車の中で脳番地トレーニングの一つとして毎日行えば、脳番地の活性化はもちろん、目標を見失うことなく、モチベーションを高めながら仕事に取り組んでいけるでしょう。

明日から実践できる脳番地トレーニング33

さて、いよいよビジネスに効く脳番地トレーニングを紹介していきます。朝、家から会社までの間は「脳を覚醒するため」、夜、会社から家に着くまでは「脳の疲れをとり休むため」のトレーニングを盛り込み、それぞれ、

●乗車前のトレーニング
●駅や電車でできるトレーニング（行き・帰り別）
●下車後のトレーニング

に分けています。

1日の中で実施する回数や時間の目安も明記していますので、参考にしてください。では、始めていきましょう。

乗車前

1 鏡の前で表情をつくる（3分）

笑ったり、怒ったり、哀しんだり

まだ眠ったままの状態にある脳を目覚めさせるために一番効果的なのは、身体を動かすことです。

まずは、表情をつくって、顔の筋肉を動かしてみましょう。就寝中は顔の筋肉がほぼ動いていないため、寝起きは表情のない能面のような顔になってしまいます。

朝出勤してすぐに本格稼働できるようになるには、お客さまや上司、同僚、部下から気軽に話しかけてもらえそうな明るい表情を、いつどんなときでも出せることが大切です。

そのために出社前に、鏡を見て、口角を上げて笑ってみましょう。反対にあえて怒ったり、哀しんだりして、さまざまな表情をつくってみるのも良いでしょう。

当日、大きな商談や社内のプレゼンなどがあるときは、表情をつけながら練習してみるのもいいトレーニングになります。ビジネスシーンを想定しながら顔の表情をつくってみ

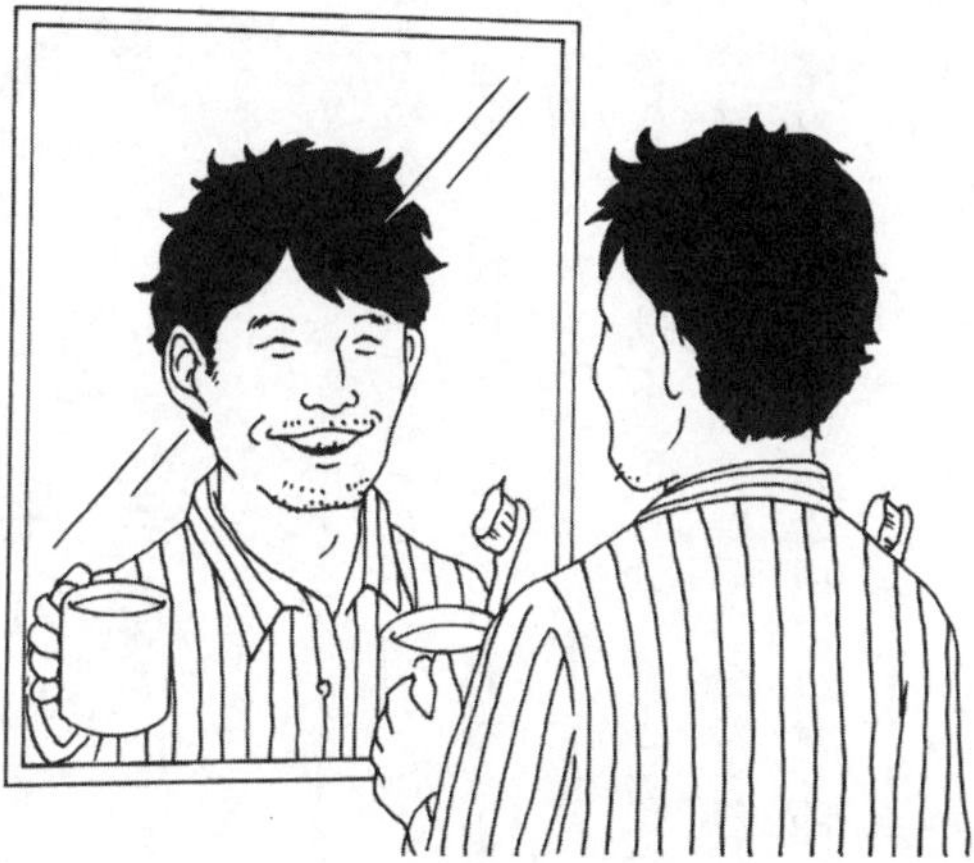

ましょう。ビジネスにおいても、相手と共感することはその後の人間関係や交渉事にも影響してきます。そこで、相手の提案に対して、「そうですね、それは素晴らしいアイデアですね」と微笑みながら楽しい雰囲気をイメージして自分の顔をつくってみましょう。視覚系脳番地や運動系脳番地を鍛えるだけでなく、感情系脳番地も使うので、寝起きの寝ぼけた脳を覚醒することができます。

乗車前

2 率先して挨拶する（1〜5回）

苦手な人にも元気に「おはよう！」

改めて、家族や近所の人に挨拶するのはなんだか照れくさいかもしれませんが、ぜひ、この機会にやってみましょう。

自分から挨拶をしてみるとわかりますが、自然と相手に対して笑顔になります。反対に、仏頂面して挨拶するほうが難しいはず。

さらに「おはよう！」「おはようございます！」という挨拶は、相手に向けたメッセージではありますが、実は、自分に言い聞かせる（気づかせる）という側面もあります。朝目覚めても、自分の頭の中は十分覚醒していません。そこで、しっかり「おはよう！」と言えば、自分の脳にも覚醒スイッチが入ります。

また、朝だけでなく寝る前にも、自分がポジティブになれるような言葉を使いましょう。思考系脳番地は、自分の発する言葉に影響を受けるからです。いつも寝る前に「今日は〇〇ができなかった」と振り返っていると、自分の頭の中にできなかった記憶が呼び出され、そういう自分をつくり上げていってしまいます。一方、「僕は□□ができた」ということを毎日言い聞かせていると、「できる自分」が増殖して、できたときの記憶が呼び起こされ、自信に満ちた自分像ができあがっていきます。

今回の場合は「朝起きてすぐに、家族に挨拶した」ということを自分に伝えることで、挨拶を人一倍意識して、相手の反応もよく見るようになります。

このように、伝達系脳番地を使うだけでなく、自分に言い聞かせることで聴覚系脳番地を活発に動かす朝の挨拶は、覚醒のステップには最適な脳番地トレーニングです。

挨拶を習慣としてただ行っているだけの人も多いと思いますが、自分を覚醒させる方法としては非常に有効です。

乗車前

3 朝食をしっかりとる（20～60分）

コショウ多めの目玉焼きなど

朝から脳番地を働かせるためには、十分な栄養をとることも欠かせません。朝はなかなか食欲が湧かないからといって、食事をとらずに出勤するというビジネスパーソンも少なくないようです。

ある程度の空腹状態のほうが記憶力や集中力は高まりますが、高いパフォーマンスを維持することは非常に難しく、1日3食の規則正しい食事のバランスが保てないと、体調も崩しやすくなります。

朝は、バナナなど果物をしっかりとって疲労の軽減などに効果のある糖やミネラルを補充し、さらにたんぱく質をしっかりとりましょう。第1章でお話しした、脳の活性化に効果的な「プラズマローゲン」「DHA（ドコサヘキサエン酸）」や「EPA（エイコサペンタエン酸）」「オメガ3脂肪酸」などの栄養素が吸収できる食事もいいでしょう。

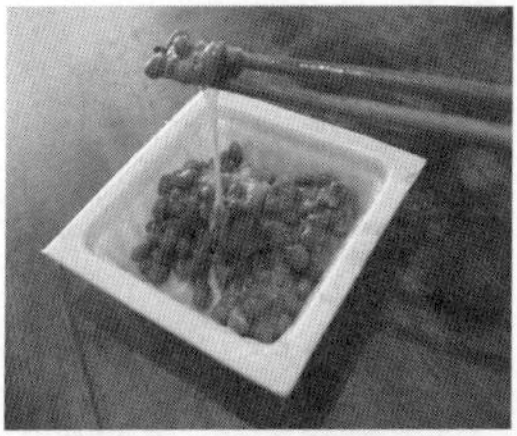

糖やミネラルは納豆、オメガ3脂肪酸やDHAは海苔や焼き魚などから摂取できる

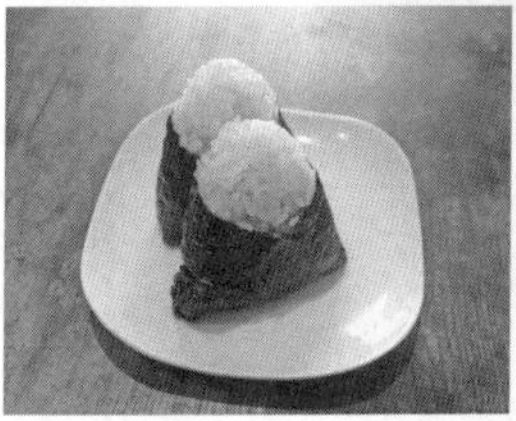

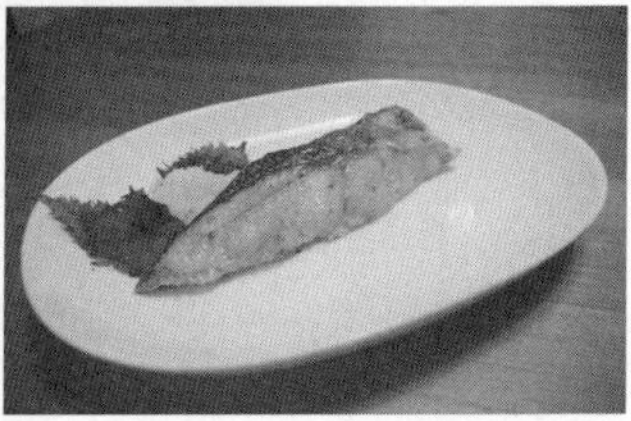

菓子パンなどで糖分過多になると、血糖値の調整がうまく働かなくなり、自律神経が乱れ、頭がボーッとして集中力が働かなくなりますので、摂取量には十分注意しましょう。

脳を目覚めさせるためには、香辛料などのスパイスを使った料理も効果的です。前頭葉に嗅覚があり、ここを刺激すると脳を覚醒させることができます。コショウ多めの目玉焼きやショウガ湯などであれば、手軽に刺激のある食事がとれます。

乗車前

4 服や小物をコーディネートする（5〜10分）

出かける前のファッションショー

スーツのように上下、シャツ、ネクタイなどの組み合わせがある程度決まっていると、毎朝の服のコーディネートもそれほど迷わないと思います。ただ、ビジネスカジュアルや私服ＯＫの企業なら、服選びは朝から頭を悩ます作業になります。

さまざまな決断を強いられるようなポジションに身を置いている一流ビジネスパーソンの中には、日常生活での自分の選択を少しでも減らすために、会社に着ていく服を同じ色・柄に統一している人もいます。それほど服選びは面倒な作業でもあります。

しかし、面倒で煩わしい行為というのは、脳科学的には、それだけ脳番地を活発に動かし、脳に刺激を与えている証でもあります。

ＴＰＯや自分に似合う色に合わせて、ジャケットやシャツ、パンツ、アクセサリーなどのデザイン、色の組み合わせは視覚系脳番地で判断し、さらにやりとりをする相手のこと

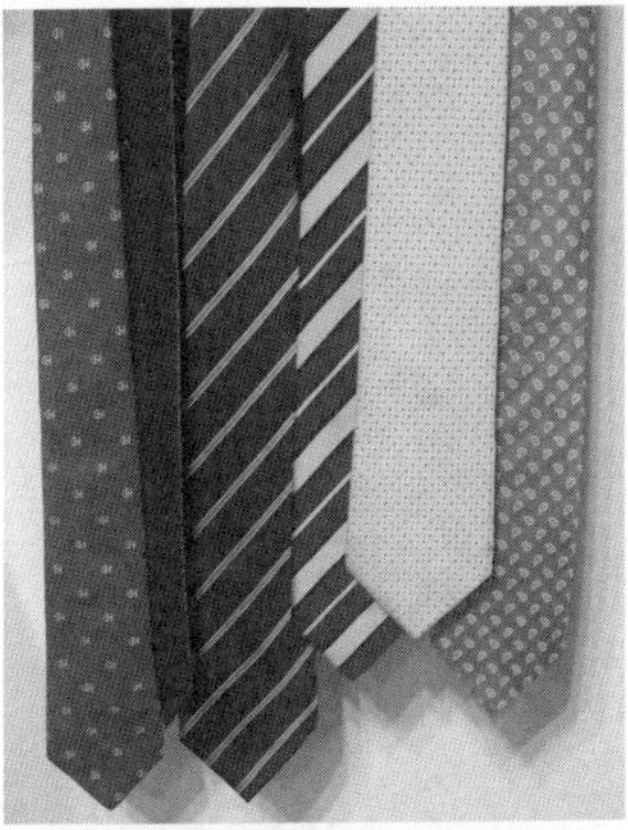

たくさんの選択肢の中から「コレ！」と決めることで思考系脳番地も鍛えられる

も考えるので、理解系脳番地も使います。

スーツで出勤している人でも、スーツとシャツ、ネクタイ、さらにベルトやソックス、靴の組み合わせ次第でいくつものバリエーションを表現できると思います。

自ら積極的に取り組むようになると、周りの人のコーディネートも気になり始め、もっと観察・研究を深めていくことで、知らぬ間に美的センスが養われる可能性もあるでしょう。

また、これまでのコーディネートを変えることで、周りの人からも「いいネクタイですね」「ネイビーが似合いますね」などの褒め言葉がもらえることもあり、それによって、感情系脳番地の働きも活発になります。

乗車前

5 歯磨きをしながらラジオを聴く（5～10分）

やる気みなぎる！「ながら」聴き

忙しい朝は、テレビを見るよりもラジオを聴くのがおすすめです。夜は目を閉じて、最後に音が聞こえなくなって、眠りに落ち、起きるときは目よりも先に耳から聞こえ始めます。

聴覚というのは、視覚の助けを借りてしまうと、十分にその働きを活性化させることができません。テレビはその最たるもので、見るだけである程度理解できてしまうので、会話の隅々まで聴きとる必要がなくなります。

聴覚と視覚からの情報は脳にとってとても便利ですが、いつもいっしょに使っているとどちらかの働きに偏った脳の使い方に慣れてしまいます。

しかし、一度情報の入り口を耳だけに絞ると、すべての情報を耳に集約することで、聴いたことを脳に留める必要が出てきて、朝から記憶の中枢を司っている海馬が刺激され、

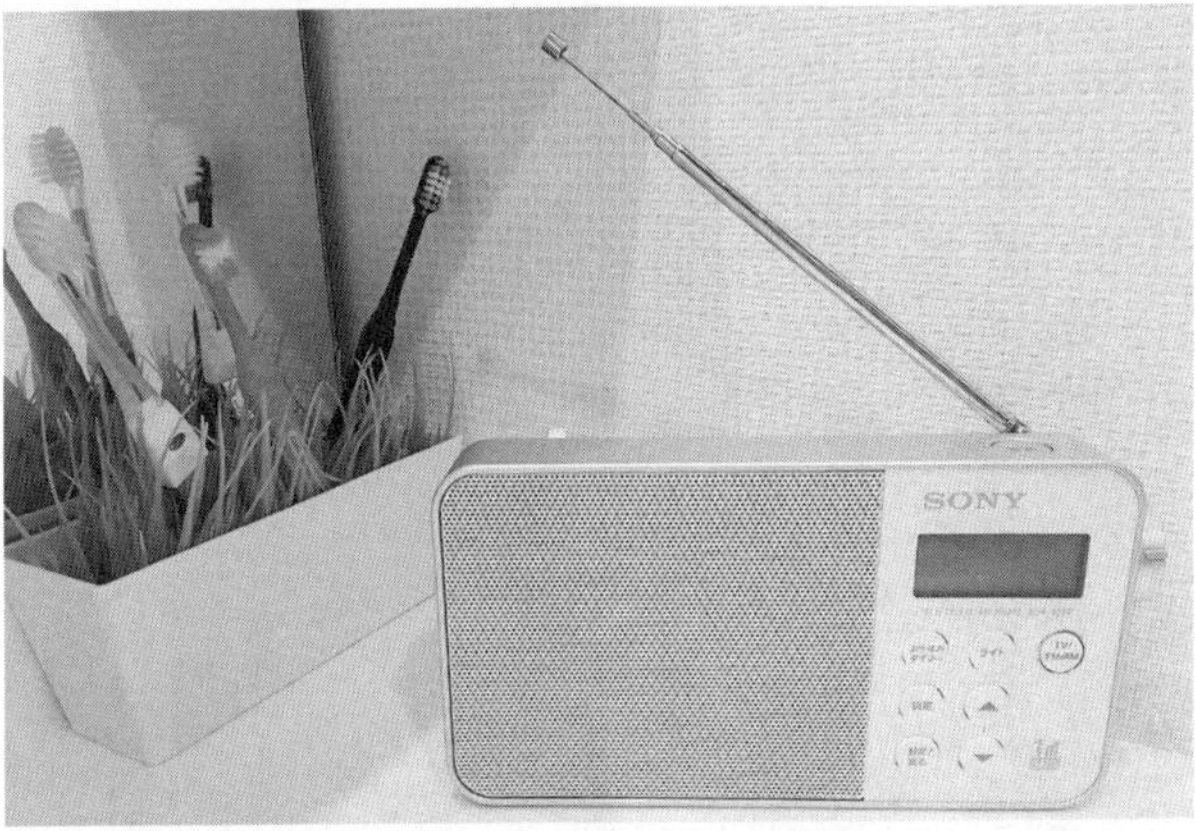

ラジオで流れる天気予報や道路状況を、もう一度頭の中でしっかり反復してみましょう

記憶系脳番地と思考系脳番地が活発に働き、意欲が高まります。

朝からラジオを聴けば、記憶力も刺激されて、朝からやる気がみなぎります。テレビを見る際はどうしても手足が止まりやすいですが、ラジオはご飯を食べながら、歯を磨きながらでも集中して聴くことができます。つまり、両手・両足を動かして運動系脳番地を使っていても、聴覚系脳番地は影響なく仕事をすることができるのです。

「ながら」聴きで運動系脳番地も刺激することで、脳番地同士のつながりを良くしていきます。

行き

6 駅の階段を上り下りする（2〜6回）

特に「上り」は積極的に

脳を覚醒させるなら、ホームや改札口への上り下りはエスカレーターやエレベーターではなく、積極的に階段を使いましょう。運動系脳番地はもちろん、人にぶつからないように気を配りながら歩くため、視覚系脳番地も活用します。

一般に、指や手首などの身体の一部分を使う動作を「ファインモーター（巧緻運動）」といい、階段の上り下りのような身体全体で動く「グロスモーター（粗大運動）」とは区別しています。

ファインモーターと違ってグロスモーターは、思考系と連携して全身の筋肉を動かす指令を継続的に出すという、運動系脳番地の中でも大事な動作になり、脳を強く活性化するには非常に効果的です。

また、階段の上り下りは有酸素運動の一種です。無理なくゆっくりと脂肪を燃焼させるだけでなく、ストレス解消やアンチエイジング、頭の回転が速くなる（脳番地同士のつながりがスムーズになる）といった効果があります。

デスクワークが多い人は、日常では椅子から立つときぐらいしか脚力を使わなくなり、座っている時間が長いと、臀部（お尻）の筋力も落ちてしまいます。そうなると足がうまく上げられなくなり、ちょっとした段差でつまずくことも多くなります。

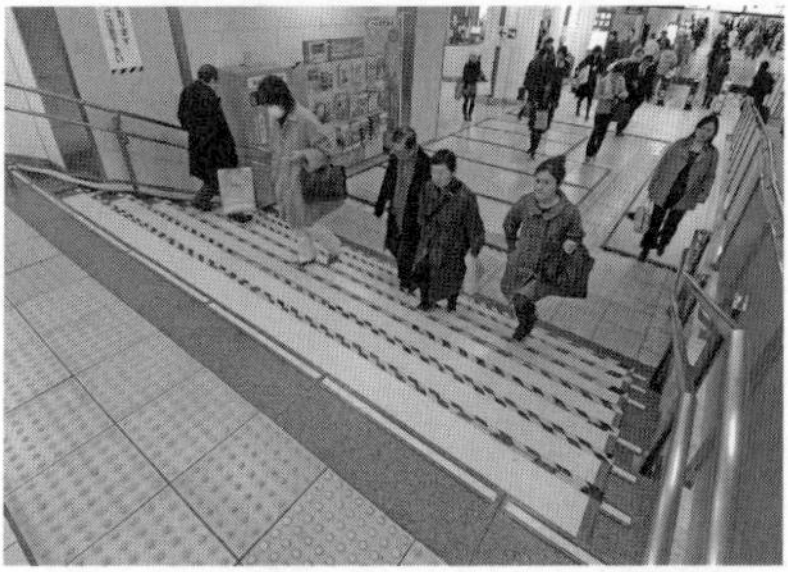
上りは「抗重力運動」でスクワットと同じ効果がある

臀部の筋力低下は、腰痛の原因ともいわれています。デスクワークなどで長時間同じ姿勢でいると、腰に負担がかかり、余計に悪化していきます。年齢とともに、脚や臀部の筋力は確実に衰えてくるので、日頃から通勤では階段を使って筋力を保ち続けましょう。これを毎日行えば、ジムなどでお金を使わなくても、脳と筋力を鍛えられます。

階段の上り下りを習慣化できたら、「上り」については、さらに筋肉に負荷がかかる一段飛ばしに挑戦してみるのもいいでしょう。ただ、混雑時は避けるなど、周りに迷惑がかからないように注意してください。

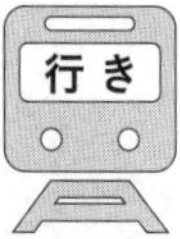

7 いつもと違う車両に乗る（週1回）

改札から遠い車両を選ぶのもよし

社会人になりたての頃は、車窓から見えるオフィスビル、ビジネスパーソンが黙々と行き交う街の光景、車内で出会う乗客など、すべてが新鮮に見えるものです。ところが、それが毎朝・毎晩のことになると、「脳の自動化」「マンネリ脳」が引き起こされ新鮮さが薄れてきます。

多くの人は、そのマンネリ化した状況の中、ついつい刺激を求めてスマホやゲームに手を出してしまいます。

そこで、提案する脳番地トレーニングが「乗る車両を変えてみる」ことです。

通勤ではいつもだいたい同じような位置から電車に乗り込むことが多いと思いますが、できるだけいつもの車両から遠い車両を選んでください。そして、いつも乗っていた車両との違いをできるだけ探してみましょう。いつもの電車内の環境を思い出しながら、現在の環境を目や耳から感じとることで、記憶系・視覚系・聴覚系脳番地が強化されます。「前より女性が多い気がする」「座れる確率が高いかも」「冷房があまり効いていない？」というように当てずっぽうでもいいので、五感を使って思い出すことで、脳全体が覚醒します。

さらに「いつもと違う車両に乗る」ことで、改札までのルートが変わる場合もあると思います。このとき、自分がホームの中のどのあたりにいて、どの階段を使えば最短で改札にたどり着くか、を把握できている人は迷わずスムーズに移動ができます。このようにルートを決めていく作業は、思考系脳番地を使いながら、方向（ディレクション）を決める行為なので、自分の意思も強化できます。また、普段から自分がいる位置を把握していると、記憶系脳番地（場所を記憶する脳番地）が活性化します。

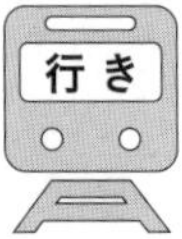

8 人とぶつからないよう乗り降りする（30秒）

肩や荷物も、当たらないように！

電車に乗るときは、基本的には、車両から降りてくる人の流れをしっかり見ながら、邪魔にならないように、前にいる人たちの後に続きます。

人が多くて乗れないと感じたら、空いている隙間を見つけて乗り込んだり。もちろん先頭にいる場合は、降りてくる乗客の流れが途切れたタイミングで、入っていきます。

まず、降りてくる乗客の動きをしっかりと認識するために視覚系脳番地を使います。次にどのタイミングで乗り込み、電車内の、どの位置に自分の場所を確保するのかを考えながら動くため、思考系脳番地と運動系脳番地も働かせます。「高次脳機能」スイッチオンの状態です。

今回は、人とぶつからないよう、電車の乗り降りをスムーズに行う脳番地トレーニングです。

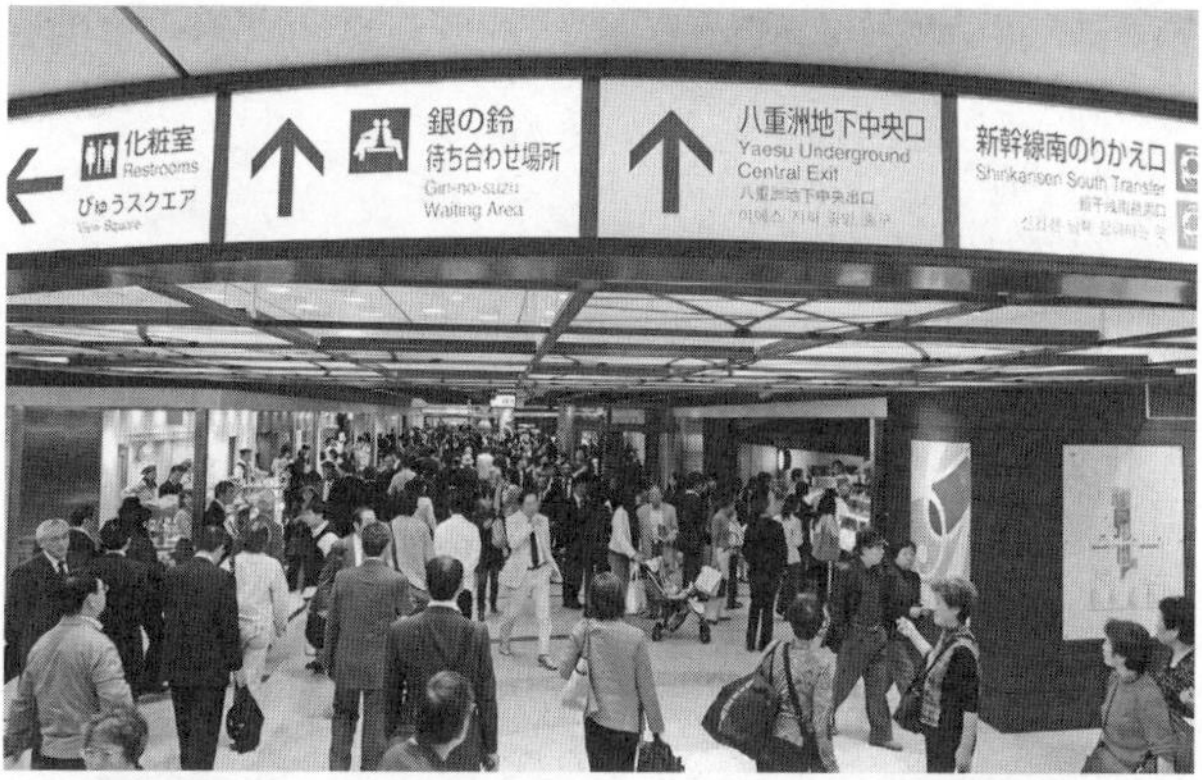

ホームや改札内などでも人ごみの間隙を縫って歩けば、同じ効果が得られる

このトレーニングは時間に追われ焦っているときほど、なかなかできないものです。「早く乗りたい」という気持ちを抑えてスムーズな乗り降りに集中するためには、思考系脳番地を働かせることが前提となります。

とはいえ、すし詰め状態の通勤電車では、スムーズな乗り降りはなかなか難しいかもしれません。そのときは、トラブルにならないように周りに配慮するだけでも十分。肩や荷物が人に当たらないようにしたりして、トラブルを回避しようとする行為の最中、脳内では運動系脳番地の他に、感情系脳番地もフル回転しています。朝から複数の脳番地を使うことで、脳は覚醒しますし、日頃から感情系脳番地を動かすことで、考え方の柔軟性を養うこともできます。

行き

9 ドア付近の人の顔を見ながら乗り込む（1回）

気まずくても、じっと見る！

朝の混んでいる電車。

みなさんはどのように乗り込んでいますか?

ドア付近の人とは目を合わせない人が多いのではないでしょうか。でもここでは、人の目を見て、表情を確かめることが脳番地トレーニングになります。


特に「あがり症」やコミュニケーション障害のある方も含めて、人との会話に苦手意識のある方は、人の顔、特に目を見る練習になるのでおすすめです。このような方々は感情系脳番地が弱く、人の目を見ない、視覚系脳番地を使えないという傾向があります。人の目を見ないために、その人の情報が得られないので「わからなくて怖い」「うまく話せない」というように、理解系・伝達系脳番地も使えない状況になってしまうのです。

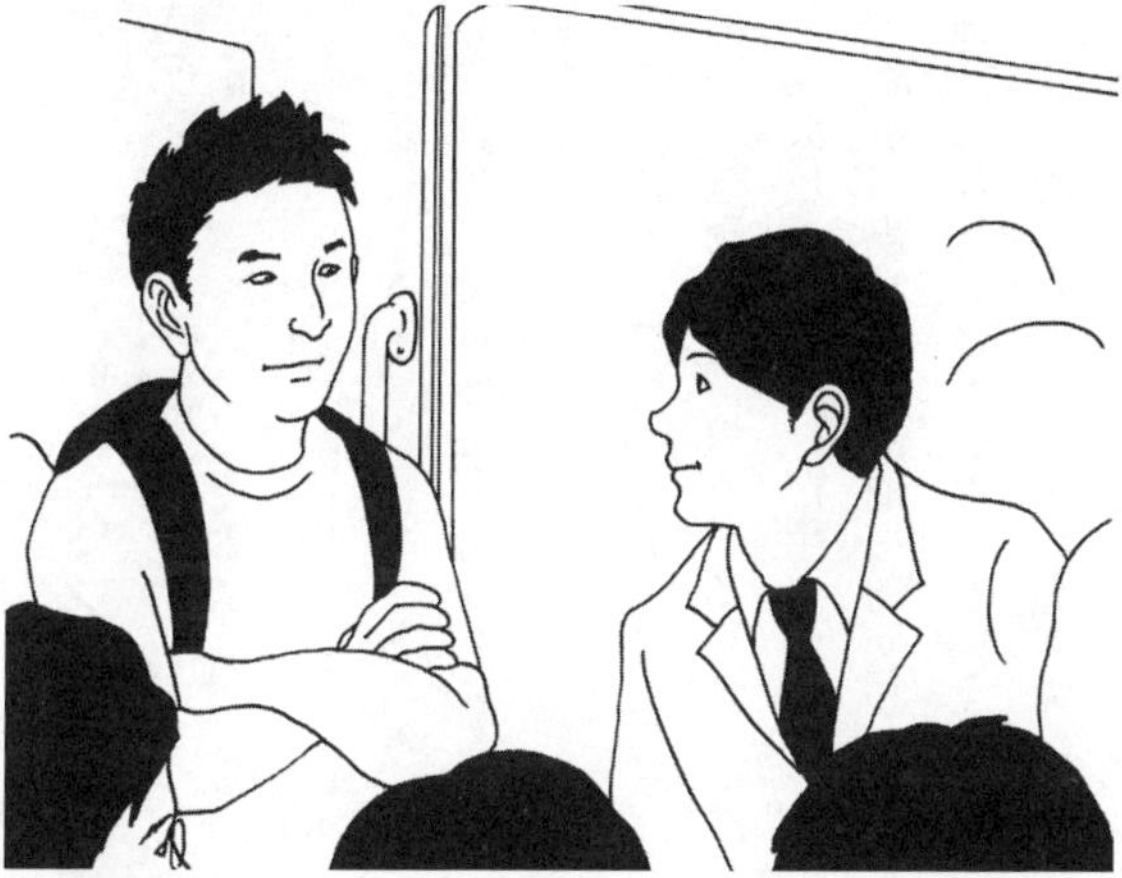

ウェルカムな表情なのか、まったく気にせず黙々とスマホを見ているのか。あるいは、嫌がっているのか――。表情を見るだけではなく「すみません」と声をかけたとき、会釈してもらえるかどうかなどもチェックしてみると、より相手の状況がわかります。対応はさまざまだと思いますが、その反応を見て、自分にはどういう感情が湧き起こるのか、できるだけ客観的な視点で分析してみましょう。

こうした人の態度や表情などを研究していると、ビジネスにおいてもクライアントや上司、部下のちょっとした表情の変化も見逃さずに対応することができるようになります。

行き

10 スマホを機内モードにする（1回以上～）

「みんなにならってスマホ」は損！

的確にスムーズにメモをとろうとするときには、えんぴつを握って構える時間が大切です。脳も、次の行動を的確にスムーズに選択するためには、アイドリング状態の時間が必要です。

ところが、スマホを持ってしまうと必要以上に刺激を受け、脳はそれに反応してしまうので、能動的な選択をする余地がなくなってしまうのです。そのような状態では、新しいインスピレーションが生まれることもありません。スマホは情報源としては重要なソースですが、視覚系脳番地を酷使し、脳番地同士のつながりを滞らせるので、潜在能力細胞が刺激されることも少ないといえます。

そこで、せめて行きの電車では、スマホを見るのをやめてみましょう。電源を切ってもいいと思いますが、機内モードにして電波を遮断するだけでもいいです。とにかく、スマホから離れるきっかけを強制的につくりだささないことには、「スマホ依存」やその予備軍の人たちの脳は変わりません。

また、「機内モードにする」など制約を自らに課すことで、思考系脳番地も鍛えることができます。

以前、クリニックへ通勤電車で通っていたときのことです。電車に乗って、車内を見渡すと、立っている乗客のほぼ全員がスマホを見ていて、びっくりしたことがありました。

それも、誰かに命令されたかのように、みんな同じ方向を向いてスマホを見ている――その光景が不気味でおかしくて、つい一人で笑ってしまいました。

日々の生活習慣が、その人の考えや行動、そして人生に大きな影響を与えるとするなら、他の人たちと同じことをやっていては、ビジネスでもこれまで通りの成果しか出せないと思います。

私も医学生のときから、人と同じことをしないように心がけてきました。新たな自分をつくっていくためにも、ゆっくりでいいので、スマホのない時間を楽しめるよう挑戦してみてください。

行き

11 目を閉じて、片足で立つ（10〜30秒を3回程度）

つり革につかまって10秒チャレンジ！

右に左に、そして前後に揺れる電車の振動は、頭頂部にある運動系脳番地を刺激するだけでなく、小脳を刺激して、右脳と左脳を同時に働かせる調節力を高める効果があります。

実は、目を開けているときと閉じているときでは、使っている脳が異なります。目をつぶっても安定できるのは、大脳の運動系脳番地の働きを小脳などがサポートしてバランスをとるためです。目を開けているときは、視覚刺激が入ることにより視覚系と思考系の脳番地が働くので、より安定します。さらに「目を閉じて、片足立ち」ができるようになれば、バランス感覚が養え、「集中力」と「脳の覚醒効果」を高めます。

片足立ちのような人間にとって自然ではない意図的な動きは運動系脳番地にとって適度な負荷となり、新鮮な刺激が得られます。さらに「バランスをとる」この一点に意識を集中しなければならないので、脳の司令塔である思考系脳番地が強化されます。最初は思うようにできなくても、がんばってやってみることで、思考系脳番地はいっそう鍛えられ、抑制する力や強い意思が育まれていきます。

この脳番地トレーニングは、

①まず、目を開けた状態で両手でつり革をつかみ（安全確保のため）
②両足を肩幅より少し狭めに開いて、
③どちらでもいいので片足を床から浮かせる程度に上げて（1～3㎝）、
④最初は10秒間立ってみてください。
⑤できるようになれば、今度は目を閉じたまま10秒間立ってみます。
⑥15秒、20秒、30秒と時間を延ばしてください。

これを、反対の足でもやってみてください。もちろん、両手でつり革をつかむときは、周りにつり革をつかんでいない人（つかむ可能性のある人）がいないかを確認し、つり革を独占しないよう気をつけてください。

このトレーニングは下半身の筋力強化にも有効です。通勤では階段の上り下りや電車の乗り降りでつまずいたり、転倒したりする人も少なくありません。

どちらの足でも「目をつぶって片足立ち30秒」ができるくらいになれば、徐々に足腰が強くなり、疲れにくい身体に整っていくでしょう。

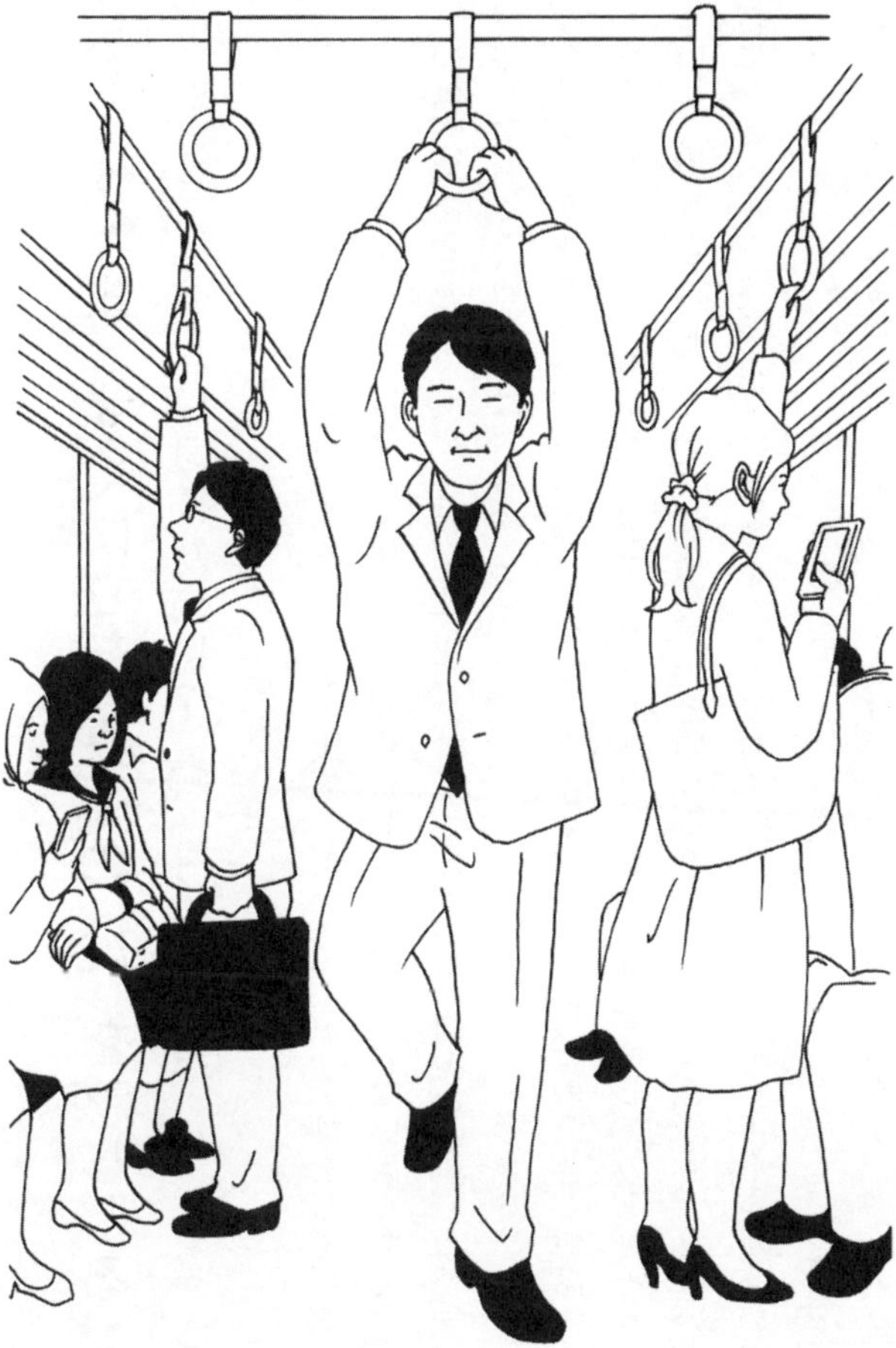

行き

12 まっすぐに立ち、身体の状態を感じとる（5分）

今日は身体が重い？ 軽い？

私は今までにいろいろな患者さんを診てきて実感していますが、無理をして体調を崩してしまう人のほとんどは、自分の身体やその変化に興味が向いていない人たちです。毎日忙しいのは理解できるのですが、せめて仕事に取りかかる前に、自分の体調、コンディションを認識しておくというのは大切なことです。

微妙な体調の変化を実感するには、日頃から身体を動かし、自分の身体と対話する必要があります。たとえば、散歩やジョギングをしたり、ジムで汗を流してみる。そうすることで、いつもより息苦しいとか、身体が重いということがわかってきます。とはいえ出勤前の朝に、散歩やジョギング、ましてやジムに行く時間をとるのはハードルが高いです。

そこで、電車内で身体のコンディションを確認する方法を紹介します。

頭のてっぺんから足のつま先まで意識をめぐらせて、まずは深く呼吸してみます。左右の肩の力をそれぞれ抜いていきます。次に、足裏全面を使って、まっすぐに立って、つり革をつかみながら、電車の揺れに身を任せて、軽く身体を揺らしてみます。ゆっくり目を閉じ、この一連の動作を数回やってみて、自分の身体に「どんな調子？」と問いかけてみます。このとき、右足に重心を乗せたときに左半身の力を抜いてみます。次に、左足に重心を乗せて右半身の力を抜きます。

最初はよくわからないかもしれませんが、毎日繰り返していると、右半身・左半身のそれぞれどの場所が緊張しているか、いないかがわかってきて、「身体がよく動いて、軽い」「今日は立っているのがつらい」「腰がだるい」というように、その日の自分の体調を認識することができます。

毎日自分の身体と対話することは、脳科学的にはマインドフルネスをするのと同じように自己認識が高まっていくので、ストレス耐性もついてきます。それに朝から仕事に取りかかるための、いい準備運動にもなります。

ちなみに電車内での、身体に負荷をかけないための「正しい立ち方」や「正しい座り方」も紹介します。

まずは立ち方。両足を肩幅より少し狭くして扇型に開いて立ちます。このとき、おへその下の丹田と両足は二等辺三角形になり、意識もこの三角形に向けるように立ちます。これは、修験道の行者が滝に打たれるときの立ち方に似ていて、安定して衝撃にも対応しやすくなります。

次に座り方ですが、左右ある坐骨（骨盤の一番下にあるでっぱり）を座席にまっすぐくっつけて、下腹を前に突き出すように、腹に力を入れながら上半身をスッと乗せていきます。そうすると、身体が力まずに背筋が伸びるので、腰への負担が軽減され、長時間座っても疲れにくくなります。

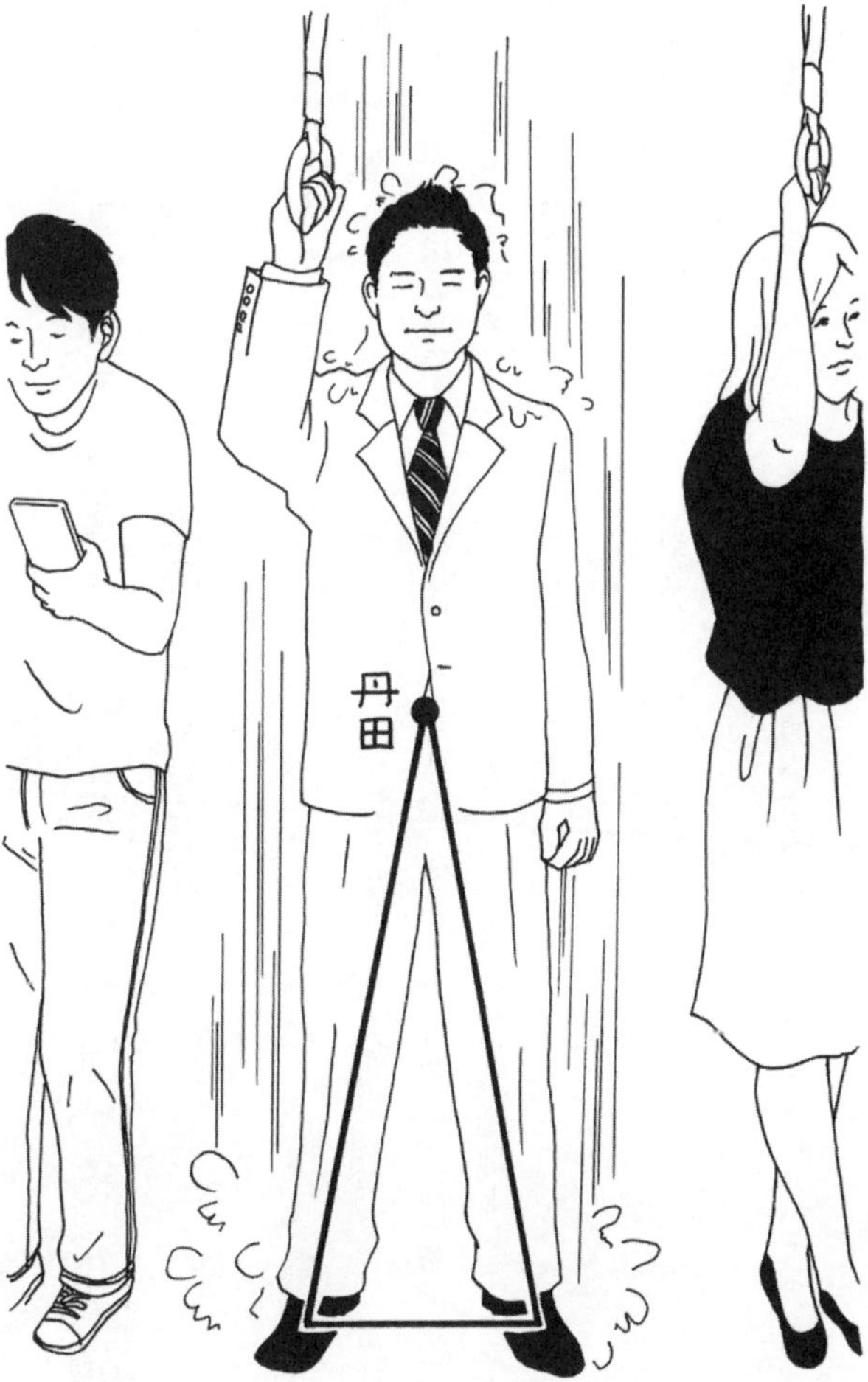
丹田

行き

13 乗客を著名人の誰かに当てはめる（5〜60分）

あの人は誰のそっくりさん？

通勤電車内は「人種のるつぼ」。

地位も職業もバックボーンもさまざまな人々が集う空間で、人間観察ができる格好の環境といえます。第2章でも説明したように、「観察」することであらゆる脳番地がまんべんなく刺激を受けます。通勤電車の環境を活かす上で一番有効な脳番地トレーニングは、間違いなく、周りの人々を「観察」することです。

早速、電車内の目の前の人から観察してみましょう。

といっても、その人への興味が湧かなくて観察する気が起きにくい、という人もいると思います。

　ここで気軽にトライしやすいのが、著名人の誰かに分類する脳番地トレーニングです。あそこに座っている長髪の男性は、お笑い芸人の○○○さん、隣の女性は元アイドルグループで女優の△△△さん、ドアにもたれているのはJリーガーの□□□さん。髪型や表情、目の形などの一部分だけを切り取ってもいいので、似ている著名人を想像してみてください。これは実は高度な情報処理です。周囲の人を見て分析すると同時に、それを自分の脳内に蓄積されたデータと結びつける作業であり、記憶系脳番地も一緒に鍛えることができます。

　「観察」のトレーニングとしてはもう一つ、顔見知りを増やすトレーニングもおすすめします。通勤となると、ほぼ同じ時間帯の電車に乗ることが多いでしょうから、周囲の人を意識し観察していれば、「車内でいつも顔を合わせる人」が増えてきます。初めての人を一回きり観察するよりも、回数を重ねて同じ人を観察するほうが、仕草や見た目の変化など脳に蓄積された情報の密度が濃くなり、あなたが想像した対象者の職業や感性、性格などの情報の分析精度がどんどん向上していきます。

経験的には、現代人は視覚記憶が弱い人が多くなっていると感じます。たとえば交渉・折衝の場面などにおいて、相手との言葉のやりとりは覚えていても、相手の態度・仕草はうろ覚え、といったことが多いのです。

周囲の乗客を日々観察することで、視覚記憶が強化されます。それにより、仕事においてはこれまで見逃していたかもしれないクライアントの非言語のサインにも気づけるようになり、さらなる成果を挙げられると思います。ただし、熱心に観察しすぎると相手に迷惑をかけてしまうおそれがあるため、くれぐれも注意が必要です。

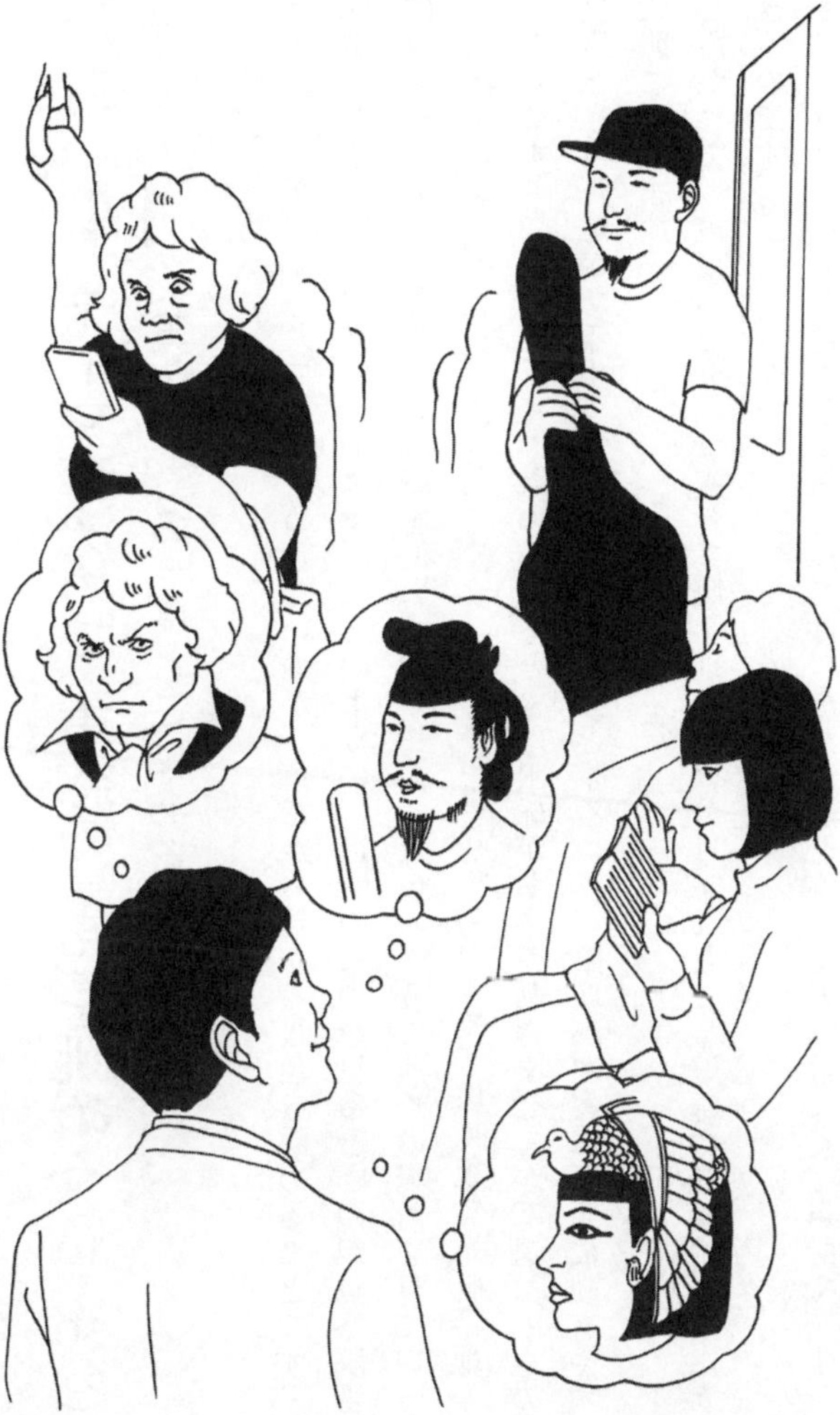

行き

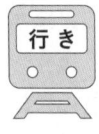

14 テーマを決めて、車窓の景色を眺める（10～30分）

「黄色のもの」はどこにある？

デスクワークが多い人におすすめしたいのが、車窓から見える景色を眺めることです。

具体的に言えば、パソコンやスマホなどのように、近くのものを見るときの視覚系脳番地は後頭部に近い表層の狭い場所を使います。一方、景色のように遠くの場所を見ているときには脳の表面から奥に約3センチメートルも進んだ場所まで、広く視覚系脳番地を使っています。さらに、近くのものを見るときは眼球があまり動きませんが、遠くのものを見るときは距離がある中で対象を特定しようとするので、眼球が左右に活発に動きやすい状態になります。

したがって、電車内と会社で視覚系脳番地を使い分けることで、一種の脳番地シフトができるのです。

さて、車窓の景色を眺めるにあたっては、ただ漫然と眺めるのではなく、目的やテーマ

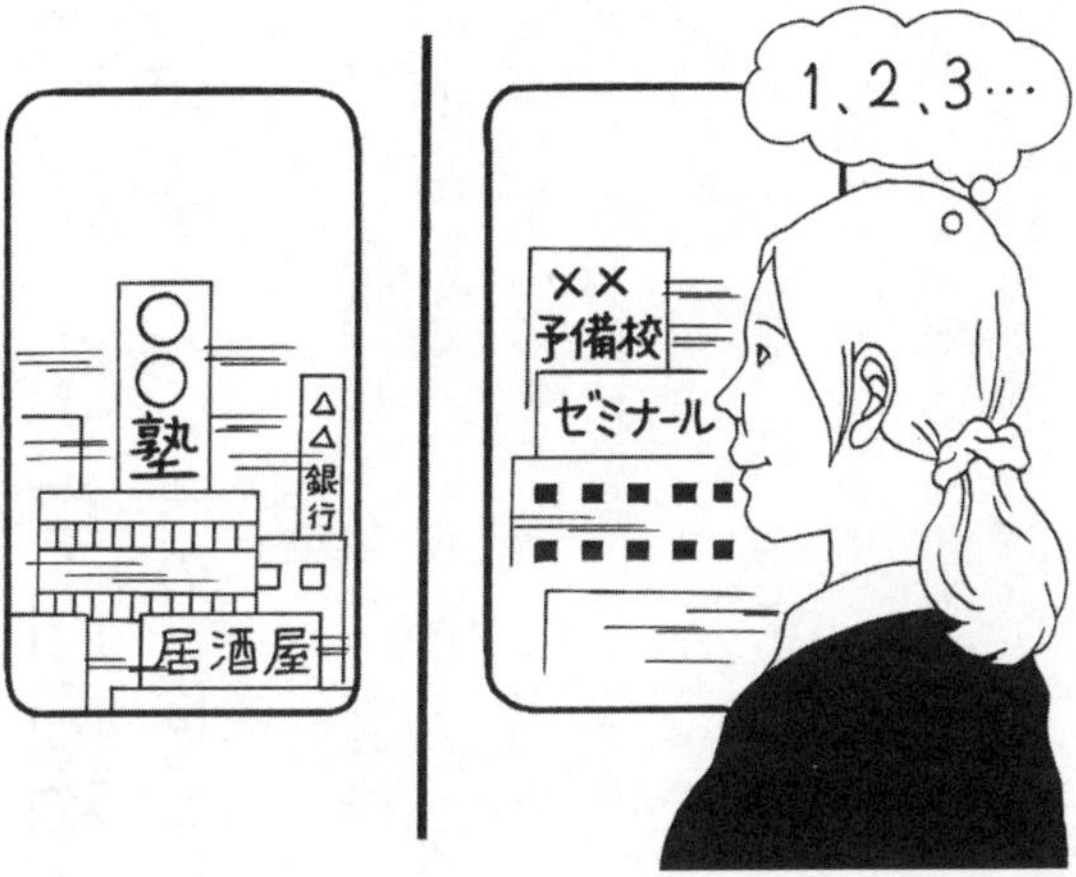

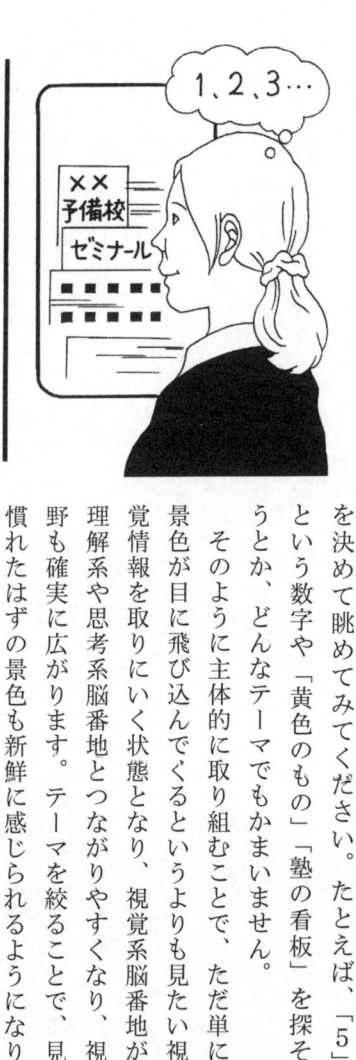

を決めて眺めてみてください。たとえば、「5」という数字や「黄色のもの」「塾の看板」を探そうとか、どんなテーマでもかまいません。

そのように主体的に取り組むことで、ただ単に景色が目に飛び込んでくるというよりも見たい視覚情報を取りにいく状態となり、視覚系脳番地が理解系や思考系脳番地とつながりやすくなり、視野も確実に広がります。テーマを絞ることで、見慣れたはずの景色も新鮮に感じられるようになります。

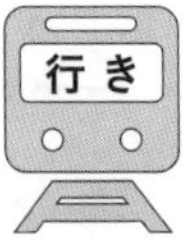

15 車内の物音に耳を澄ませる（10〜20分）

その音はどこから聞こえるのか!?

朝の通勤電車内は、独特の静けさと緊張感があります。だからこそ、普段気にも留めないような物音であっても、耳を澄ませばはっきりと聞きとることができます。ちょっとした咳払いや、着信音、エアコンの音、誰かがカバンの中から物を取り出そうとしている音——そういった日常的に発生する音に注意を向けることも、聴覚系脳番地を強化するために効果的なトレーニングになります。

その際大事なのは、「どこから音がするのか」と方向を意識すること。音楽やラジオなどを聴くときと違い、自然に発生する外部の音には必ず方向が存在します。方向を意識するようになれば、周りの環境変化などにも気づきやすくなります。そのように洞察力が高まれば、人の感情の変化にもよく気づくようになり、強いてはコミュニケーション能力を高められるようになります。

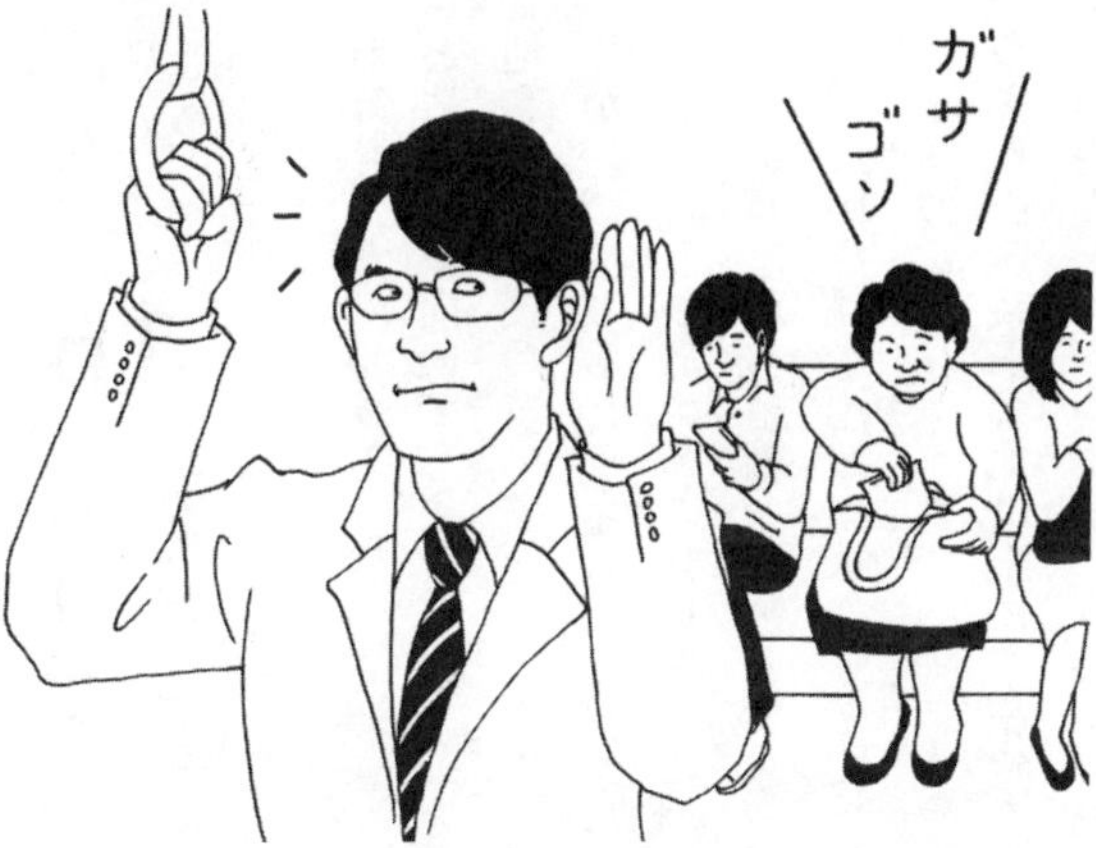

不注意なミスが目立つ人は、音の方向に鈍感なことが多いので、外部の音を捉えるトレーニングはおすすめです。

また、最近は訪日外国人観光客が増えており、通勤時にもおしゃべりな観光客たちに出会うケースが増えてきました。そんな彼らの会話に聞き耳を立て、どこの国の言葉を話しているのか当ててみるのも、聴覚系脳番地の良いトレーニングになります。話の内容を聞きとる必要はありません。特定の言語を拾うだけでも、聴覚系脳番地を鍛えることができます。

行き

16 オーディオブックを聴く（30～60分）

読んだことのある本をもう一度

仕事中、人の話をしっかり聞いているつもりでも、案外自分の話すことや相手に伝えることに意識が向いてしまい、聞くことがおろそかになりがちです。つまり、主に伝達系脳番地を活発に使っているということです。

しかし、デキるビジネスパーソンは違います。優秀な営業なら、クライアントの悩みやちょっと漏らした疑問の言葉を心に刻み、次のアポイントまでに準備して対応します。多くのメンバーから信頼を集めるマネジャーなら、年齢やキャリアに関係なく積極的に耳を傾け、良い意見を出した人に任せていき、みんながやりがいをもって取り組める体制を築いています。

つまり伝達系脳番地以上に、聴覚系脳番地を積極的に使って、相手が発した言葉をしっかりつかみとっています。さらに、発した言葉の背景にある想いや気持ちまで受け止めることができる人は、理解系脳番地や感情系脳番地もフル活用しています。

そんなデキるビジネスパーソンに近づくために、今回は聴覚系脳番地を鍛えましょう。トレーニングは、オーディオブックを使って「耳で聴く読書体験」です。

著者がその本で何を伝えようとしているのかを理解するためには、じっくりと集中して聴く必要があります。初めての人は、本を読んで文字から理解するのとはプロセスが異なるので、「戸惑うかもしれません。しかし、この「聴いて読む」という経験を通じて、聴くことの難しさと重要性を実感することが大切です。電車内や乗り換えなどで細切れに聴くことで、むしろ集中力が増して、より深く理解できるのです。

脳科学的には、一度読んだことのある本を聴くのがおすすめです。まず、内容を思い出すことにより記憶系脳番地が強化されます。また、以前読んだときから年齢や状況が変わることで、違う脳で本の内容を理解することになります。10年前や新入社員のときに読んだ本をもう一度読み返してみると、自分の視点や感情移入する先が異なってきます。同じ本を時を経て同じ人が読むと感情系脳番地が刺激され、前に読んだときには味わえなかった新たな発見や気づきを得ることができます。

しっかり聴けるようになると、たとえば、「メンバーが発したあの言葉は、自分の不甲斐なさや悔しい気持ちを上司である私に伝えたかったのではないか」というような、言葉の裏側にある想いまで汲みとれるようになってきます。それができるようになれば、今までなかなか心を開いてくれなかったメンバーはもちろん、クライアントも心から信頼した上でさまざまなことを相談してくれるようになります。そうすると間違いなく、ビジネスパーソンとしての成長の手応えを感じられるようになるはずです。

また、この脳番地トレーニングの応用編として、読み終わった本の内容をノートにまとめたり、自分にとって大事だと思った要点を記したりするトレーニングもあります。

記憶系脳番地が高められ、さらに大事な要点をビジネスシーンで実践していけば、思考系脳番地や運動系脳番地を使いながら、自分の知識・スキル向上にもつなげられます。ぜひチャレンジしてみてください。

脳内科医
加藤俊徳
おすすめ

オーディオブック紹介

難解系 思想系

普段読まないものに触れる
➡ アイデア発想のきっかけになる！

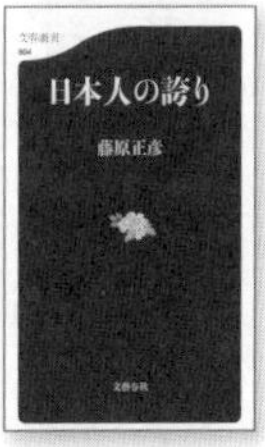

『日本人の誇り』
藤原正彦
文藝春秋（文春新書）
2012年

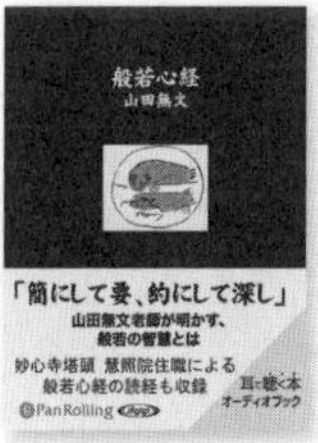

『般若心経』
山田無文
パンローリング・禅文化研究所（底本）
2011年

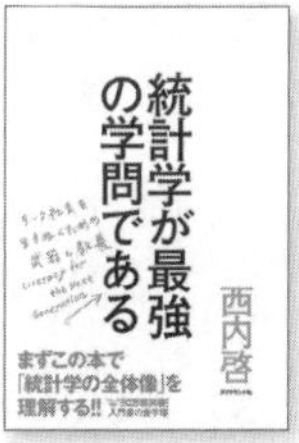

『統計学が最強の学問である』
西内啓
ダイヤモンド社、2013年

物語系 随筆系

時間の流れを意識する
➡ 認知症予防につながる！

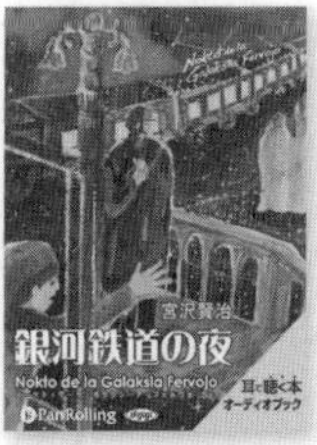

『銀河鉄道の夜』
宮沢賢治
パンローリング、2010年

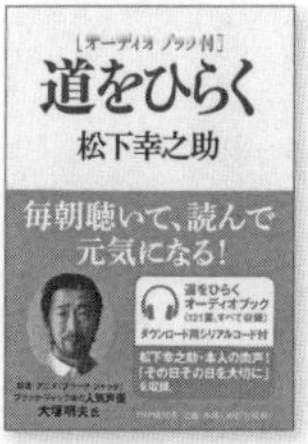

『道をひらく』
松下幸之助
PHP研究所、2017年

をチェック

＊西暦＝配信年

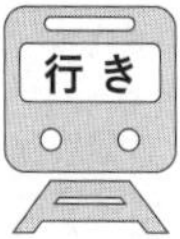

17 車内アナウンスをリピートする（5〜10分）

一度聞いただけでできるか!?

電車内で放送されるアナウンスを、頭の中でリピートしましょう。

これは意外と難しいです。


普段聞き流しているぶん、改めて「リピートしよう」という意気込みで聞いてみると、「意外と長く話しているな」などと発見があったりします。特に、ターミナル駅の場合は案内する情報が多いため、正確にリピートするのはかなり難しいと思います。

このトレーニングでは、聞いたものを覚えて頭の中で反芻することで、聴覚系脳番地、記憶系脳番地、伝達系脳番地が強化されます。

一度聞いただけで正確にリピートできるようになってきたら、交渉などビジネスの重要な場面においても、メモがなくても聞き漏らすことがなくなる脳になり、人との会話にお

いても「聞き返し」がなくなりスムーズになります。

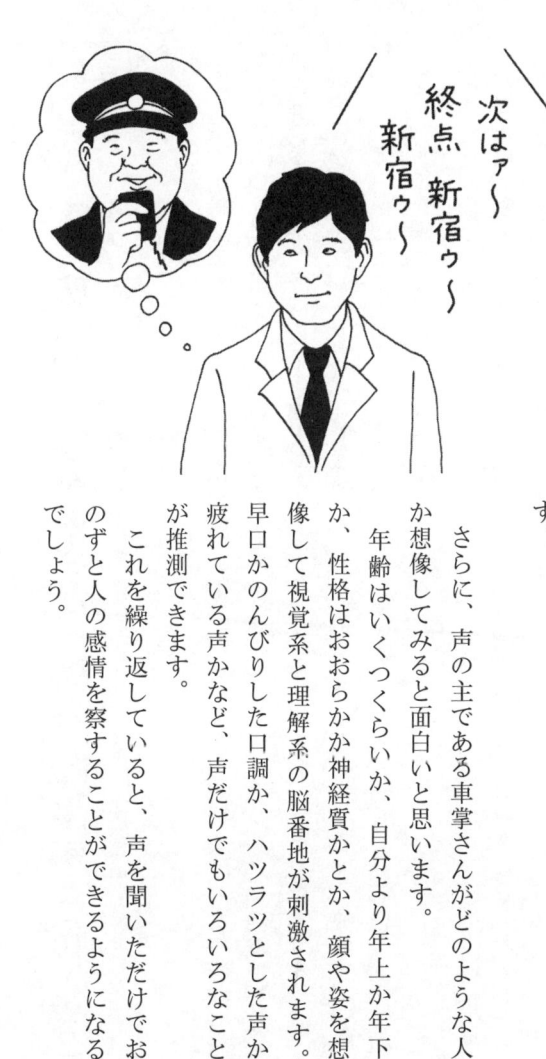

さらに、声の主である車掌さんがどのような人か想像してみると面白いと思います。

年齢はいくつくらいか、自分より年上か年下か、性格はおおらかか神経質かとか、顔や姿を想像して視覚系と理解系の脳番地が刺激されます。早口かのんびりした口調か、ハツラツとした声か疲れている声かなど、声だけでもいろいろなことが推測できます。

これを繰り返していると、声を聞いただけでおのずと人の感情を察することができるようになるでしょう。

行き

18 広告の文字を逆さから読み、記憶する（10～20分）

次の駅に着くまでに、1フレーズ！

電車内で手持ち無沙汰なとき、つい広告に目がいく人は多いと思います。文字を読むだけでも、人の注意を引きつける言葉の使い方が学べたり、最近のトレンドや経済情勢なども把握できますが、今回の脳番地トレーニングは、ただ広告を読むだけではありません。

広告のキャッチフレーズを暗記します。しかもただ覚えるだけではなく、逆さま読みで暗記します。簡単なトレーニングのように思いますが、これが意外と難しい。そして、記憶系脳番地を鍛えるには最適なトレーニングなのです。

たとえば、私の名前「加藤俊徳（かとうとしのり）」を逆さま読みすると「りのしとうとか」になります。ぜひやってみてください。

どうでしょうか？　一度読むだけでは、なかなか覚えられないですよね。何度も何度も

「かとうとしのり」という言葉を、頭の中で反芻して、それを逆さまに並べ替えないとできません。つまり、逆さま読みを覚えようとすると、まず「加藤俊徳」という名前を頭に定着させなければなりません。忘れてはいけない人の名前やキーワード（用語）などを覚える際にも、この逆さま読みを記憶する脳番地トレーニングがとても役立ちます。

ここで、もう一つ大事なことがあります。それは、「次の駅に着くまでに、このキャッチフレーズの逆さま読みを暗記しよう」というように、覚えるための制限時間を設けること。そうすれば、記憶系脳番地が活性化し、記憶力が高まります。このように、広告を使えば、手ぶらで記憶力アップのトレーニングができます。

ちなみに、私の子どもがまだ小さかった頃、一緒に電車に乗るときには、よくこの脳番地トレーニングをやらせていました。子どもは今でも当時の広告のキャッチフレーズを覚えています。

「覚えるときは、声に出したほうがいいですか？」とよく聞かれますが、声に出さず、頭の中で言葉を繰り返すだけでも脳にとって大きなメリットがあります。頭の中で言葉を反芻するときには伝達系脳番地が働くからです。伝達系脳番地が働くのは、だれかにメッセージを伝えるときだけではないのです。

また、「広告の小さな文字を読む」トレーニングもおすすめです。脳はラクなほうを選びたがるので、大きく目立つ文字を見たいと思うのが普通です。ここであえて見たいものを見ない・読まないようにすることで、抑制する力、思考系脳番地が鍛えられます。

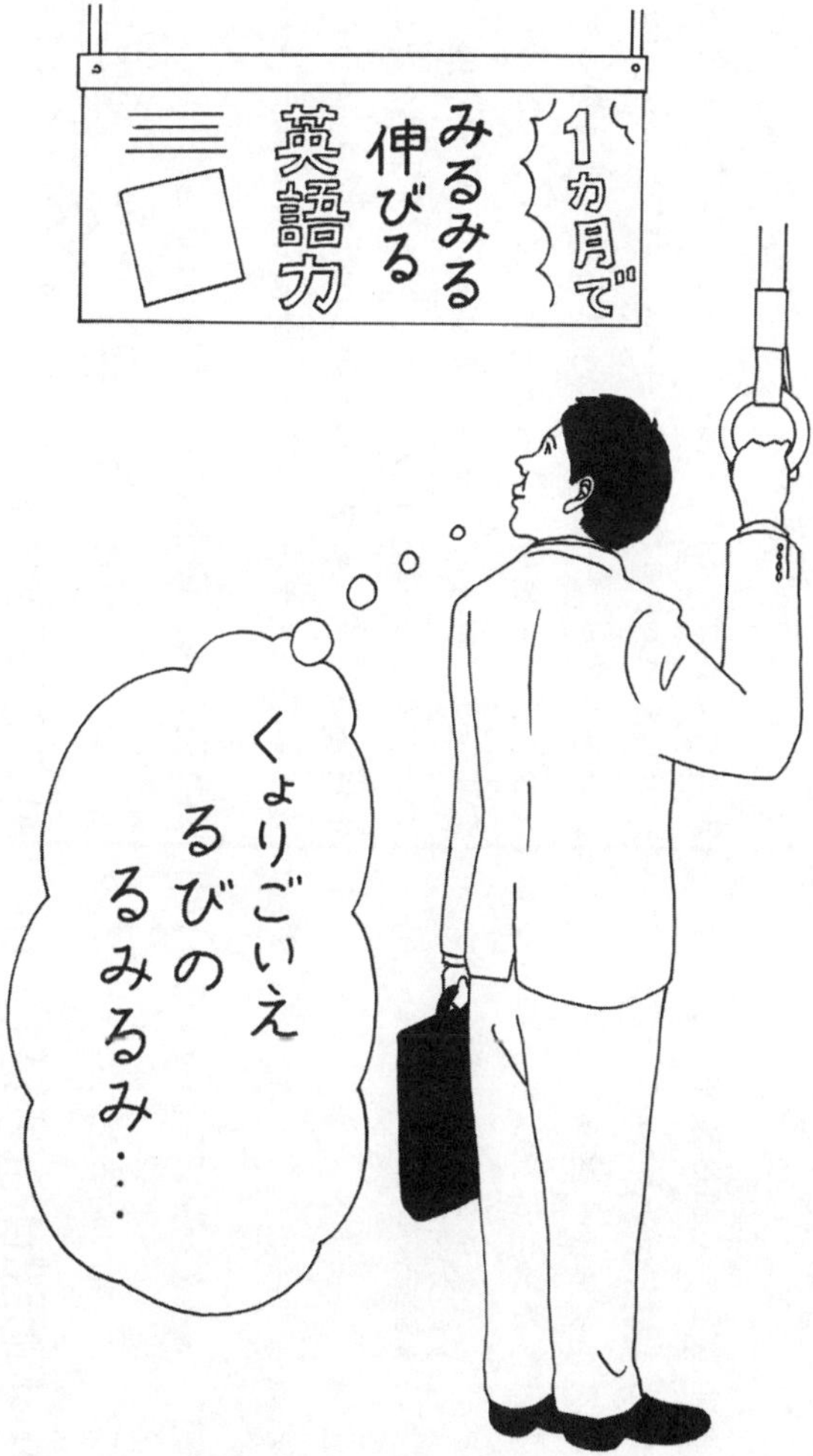
1カ月で
みるみる
伸びる
英語力
くょりごいえ
るびの
るみるみ・・・

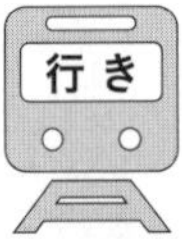

19 「赤色」を身に付けている人の割合を計算する（30〜45分）

スマホに夢中な人は？　寝ている人は？

まず電車に乗ったら、半径2メートル以内をパッと見渡してください。混雑しすぎてそれどころではないという方は、視界の範囲で大丈夫です。

何人くらいの乗客がいて、男女の割合はどのくらいでしょうか。もう少し、詳細にリサーチできそうなら、スマホに夢中になっている人は何人くらいいるでしょうか。

たとえば、ロングシート二つ分の範囲内に13名。スマホを見ている人は10名なので、約77％のスマホ利用率です。これが、寝ている人ならどうでしょうか。帽子をかぶっている人は？　ワイヤレスイヤホンを付けている人ならどのくらいの割合ですか？　また、赤色のものを身に付けている人は何人いるでしょう。さまざまなテーマを決めて、その割合を計算してみましょう。

「えー、そんなの面倒くさい」

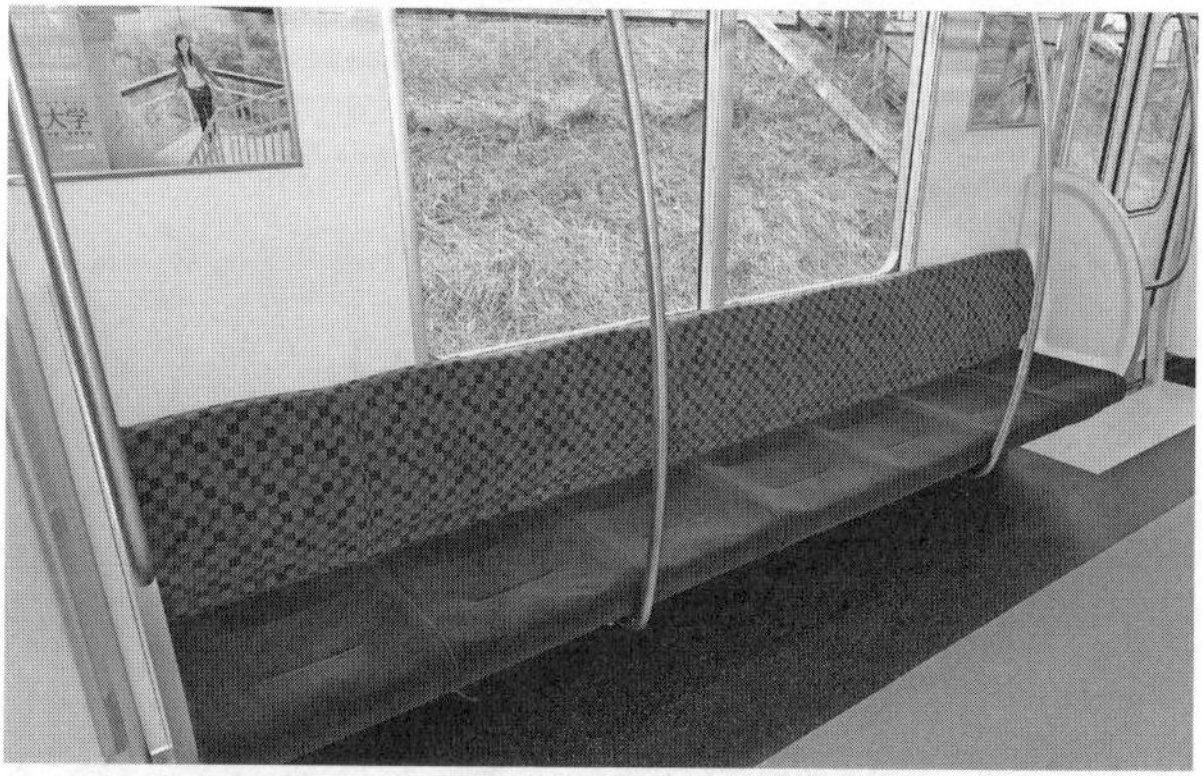

まずはロングシート一つ分の範囲から始めてみましょう

そう思った人も少なくないはず。そんな人こそ、この脳番地トレーニングをやってみてください。人間の脳は「面倒なことを避けて、楽なことだけをやろう」という習性があります。それによって、考え方などが「自動化」され、マンネリ脳をつくり出します。

それを解消するのは、「面倒なことを、新しい経験だと思って面白がって楽しむこと」。そうすれば、脳番地が活性化されます。

この脳番地トレーニングでは、まずは半径2メートル以内の乗客を数えたり、赤色のものを身に付けている人を探したりして特定のものを探し出すことで、視覚系脳番地が鍛えられます。空間認識能力がアップしますし、さらに計算もするので、思考系脳番地も活用します。

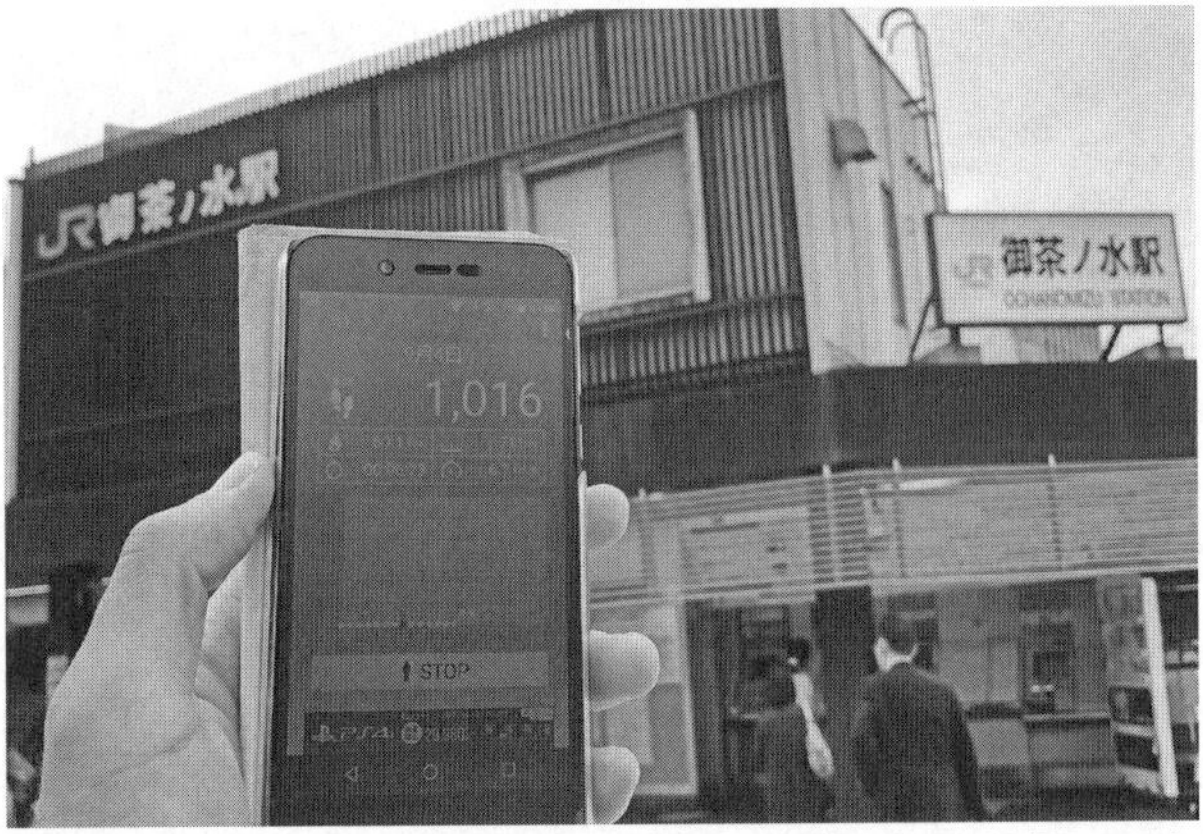

家から最寄り駅まで、どのくらいの歩数でたどり着けるか、予想してから実際に確かめてみましょう

特に、計算は日頃からやり慣れていない人にとってはかなり抵抗があると思います。だからこそ、やる意味があるのです。計算するたびに、こみ上げてくる煩わしさも「脳番地を鍛えている」証ですので、ぜひ前向きにトライしてください。

その他には、歩数計アプリなどの活用も、数字や計算に強くなる脳番地トレーニングになります。目的地まで要した時間、歩数、距離を知ることで予測する力が身につき、物事を数字で把握する能力も俄然高まります。

このような数字を活用した脳番地トレーニングを通じて、数字や計算への親和性が高まるとともに、数字に強くなる脳番地が育てば、データを読む力も身につき、数字という事実をもとに世の中の本質をつかめるようにもなります。実際に、具体的な数字で把握することで左脳の思考系脳番地が強化され、次に対策が明確になり、仕事もテキパキとこなせるようになります。

また、今回の脳番地トレーニングでビジネスに応用できる点が一つあります。それは「赤色のもの」や「帽子」などのテーマを決めること。体験した人はわかると思いますが、テーマを決めて探してみると、途端に「赤色」や「帽子」が目に飛び込んできます。

目的もなくただ目の前の仕事をこなしていくよりも、自分にテーマや課題を与えながら仕事をしたほうが、気づくことや見えてくるものが必ず出てきます。これは、脳に言葉で明確な指示を与えることで左脳の思考系脳番地を動かしているからです。毎日継続していれば、仕事に向き合う姿勢も大きく変わってくるはずです。

もちろん、複数の脳番地を活用するので脳の覚醒にもつながります。

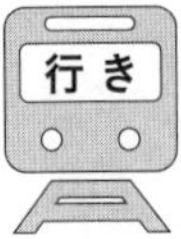

20 乗り換え前後に本を読む（20～60分）

「乗り換え」ありは勝ち組？

たとえば、まったく記憶能力のない状態で読書をすると、どうなるでしょうか。ページをめくった瞬間、書かれていたことをすべて忘れてしまい、本を読み進めることができませんよね。いかに読書が記憶力を頼りに行われているか、わかると思います。

今回の脳番地トレーニングは、「乗り換え前後の読書」。読書の間に乗り換え時間を挟むことで、「思い出す」という脳内の作業に負荷がかかり、記憶系脳番地が強化されます。さらに、乗り換えの移動中に読んだ内容を頭に思い浮かべながら、その先の内容を予測したりすれば、記憶系だけでなく理解系や思考系脳番地も刺激され、内容が頭に定着しやすくなります。乗り換えのない人なら、出勤前にカフェや休憩所に立ち寄ってみましょう。そこまでの移動中に読んだ内容を想起し、着いたら再び読み始めるという流れが大切です。

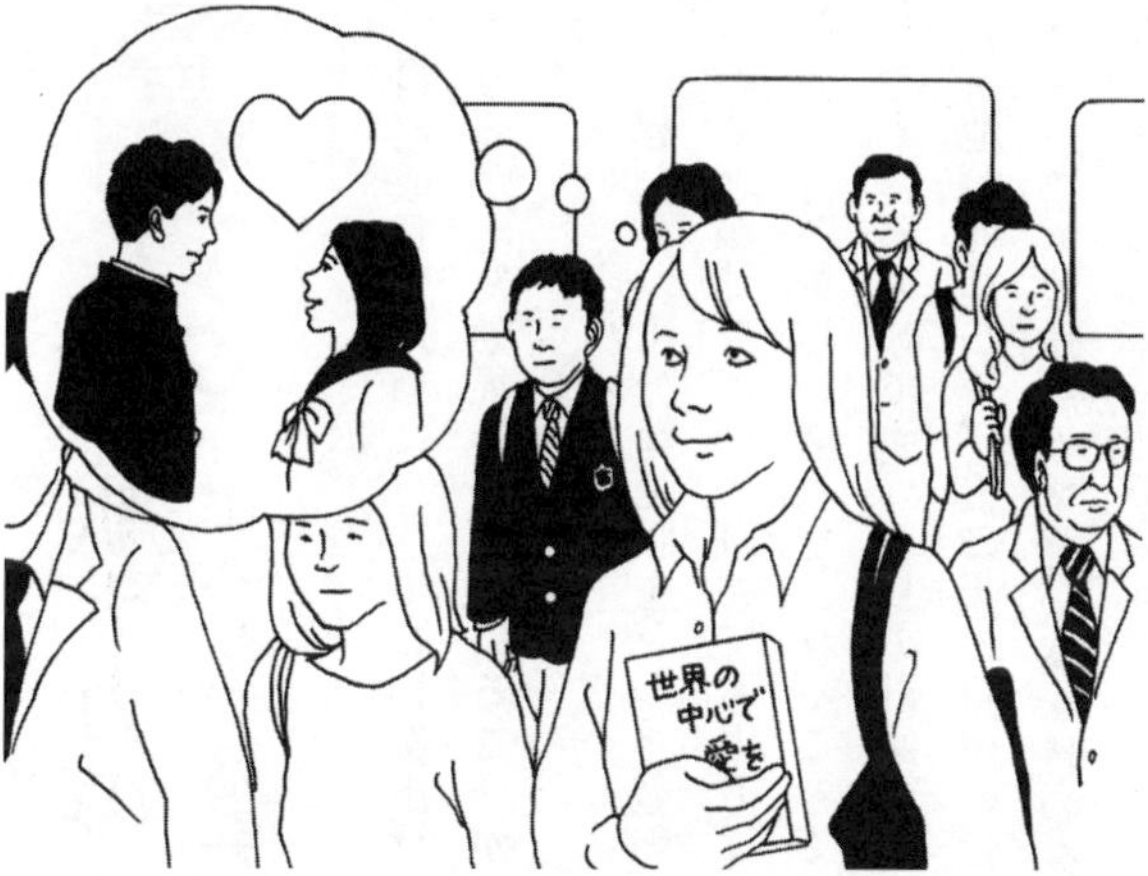

本のジャンルは問いません。私の場合は、通勤時間帯には、普段あまり読まないような本や難解な本を選んで読んでいました。あえてその本を読破しようと考えずに、1章だけを繰り返し読んで、移動中に振り返ったり、駅から駅の間で、ほんの数行だけ読んで記憶して、移動中にその意味を考えたりしていました。

普段あまり馴染みのない本を読むことは、アイデア発想のきっかけにもなります。アイデアは、机にかじりついて考えて浮かんでくるものではありません。むしろ、仕事とまったく関係のないことをしているときや、新鮮な体験をしているときに、突然浮かんできたりするものです。

行き

21 駅ナカのカフェで勉強する（20〜30分）

出入りが活発なカフェがよし

自己成長のために、仕事の幅を広げるために、勉強している人は多いと思います。いつやるのが学習効果を一番高めることができるのでしょうか。それは、やはり朝の時間帯です。

なぜなら、十分な睡眠をとった翌朝は、頭がスッキリしています。これは、睡眠中に記憶の整理ができている証拠でもあります。前日の頭の整理ができている状態で、まっさらな脳へ再び新しい情報を入れることで、脳への記憶が効果的に進みます。ヒラメキが起こりやすいのも朝です。1日の計画を朝、再確認して明確にすることで、思考系と記憶系の脳番地が連携して、その後の日中の仕事がスムーズに進みます。

さらに「勉強する」という1日のタスクを出勤前に片付けることで、達成感が得られ、スッキリした気持ちで会社に向かうことができるメリットもあります。

では、勉強場所として一番効果的なのはどこでしょうか？

私が推奨するのは、駅ナカにあるカフェです。落ち着いてゆったり過ごせる場所ではなく、あえて人の移動が活発な場所を選びましょう。

人の脳は、環境変化によりその都度ダメージを受けることを嫌います。基本的には、脳は環境に合わせて積極的に変わっていくようになっているのです。そのため、活動性が高く変化の多い環境にいると、脳はさまざまな変化に備え、同時にそれらを受けとるために、思考の展開の速い脳に変わろうとします。つまり、頭の回転が速くなり、勉強がはかどります。

私が個人的によく利用しているカフェも駅ナカにあり、その一つがJR品川駅の「エキュート品川」にある「PAUL（ポール）」です。ここも入れ替わり立ち替わり、人が出入りしています。席がコンパクトでパーソナルスペースをつくりやすく集中できる空間です。品川駅は多くの路線が乗り入れる駅なので、車内と同じようにいろいろな国の人も利用しており、隣の席から外国の言語が聞こえてくるときもあります。そのため、電車内と同様、聴覚系脳番地のトレーニングにもなります。

また、カフェに行くメリットはほかにもあります。自宅やオフィスは、自分と親密度の高いものが多く、それに気を奪われることで、目の前の作業や勉強に集中しにくくなります。

たとえば、自宅だとちらっと目に入った書籍が気になり、パラパラめくっていたら、数十分経ってしまったということが起こりがちです。一方、カフェなどの外のスペースは、自分に関係するものがほとんどないので、持参した教材やパソコンに集中するしかありません。さらに、カフェまで歩いて行けば活動性が上がり、頭もしっかり覚醒してくれます。

そのため、アイドリングすることもなく、すぐに勉強に入っていけるわけです。

ただ、同じカフェばかりを利用していると、自分との親密度が高まってしまうおそれがあるので、いくつか良さそうなカフェの候補をピックアップしておいて、ローテーションで利用するのがいいでしょう。

会社帰りに、その日の疲れをとるために利用するのも有効です。

1日1回は、会社や自宅とは違う場所でスイッチを入れ替えましょう！

PAUL エキュート品川店

エキュート品川内にあるフランスの老舗ブーランジェリー「PAUL」。
パンの製法だけでなく、黒塗りの外観や店内も
本場フランスの店舗を再現しています。

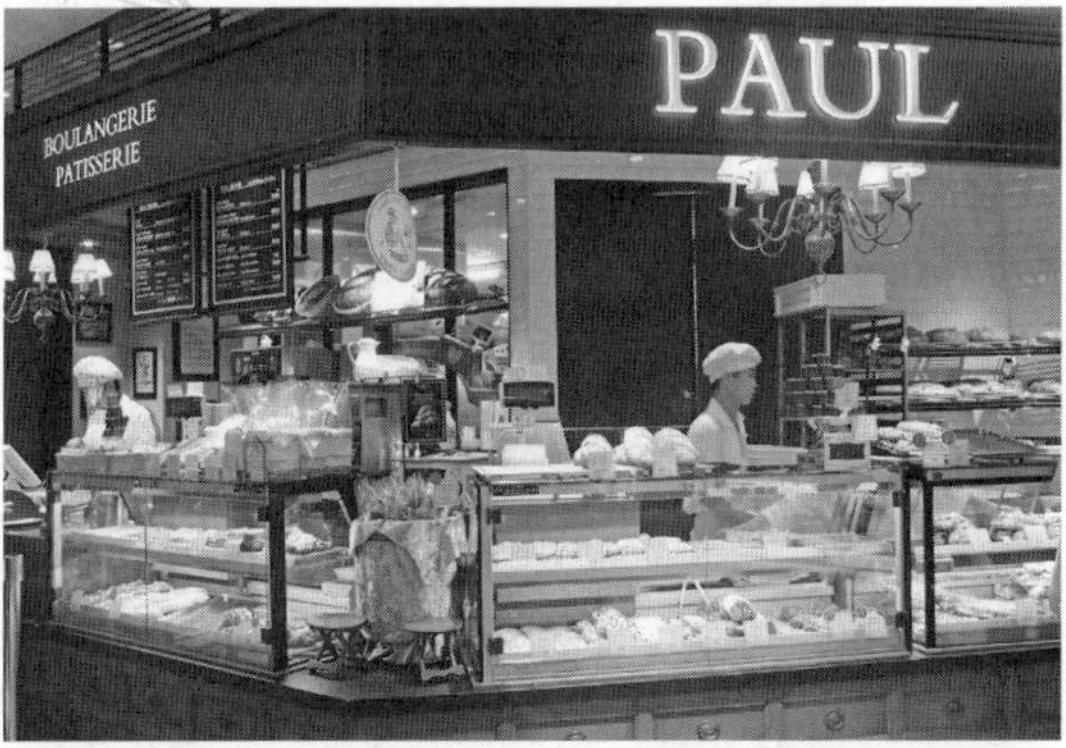

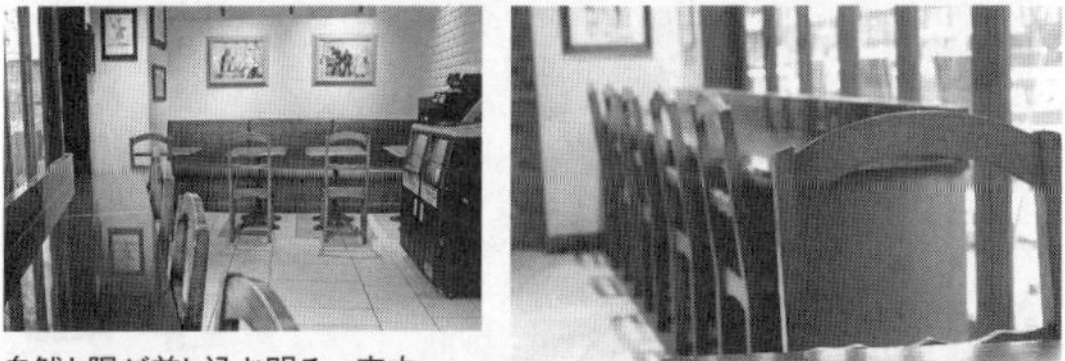

自然と陽が差し込む明るい店内

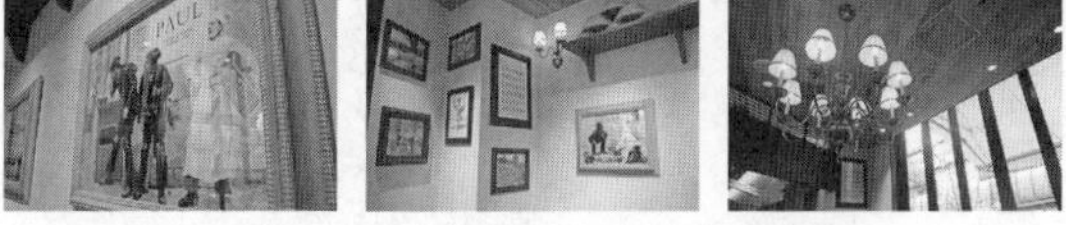

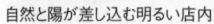

絵画などインテリアはシックで落ち着いた雰囲気

帰り

22 本をタイトルかデザインで選ぶ（10〜20分）

右脳派は文字、左脳派は見た目で判断

脳の疲れをとるには、ただ何も考えずにボーッとしていればいいわけではありません。

仕事で使いすぎた脳番地を休めて、代わりにあまり使っていない他の脳番地を活用して、脳全体を活性化することが大切です。それによって良質な睡眠が促され、脳全体の疲れが解消されていきます。

そこで、ぜひ試していただきたいのが、本の選び方を変えてみること。

仕事で言葉をよく使う人は「デザイン」、言葉をあまり使わない人は「タイトル」を見て、本を選んでみましょう。デザインで決める場合は「右脳の視覚系脳番地」、タイトルから決める場合は「左脳の視覚系脳番地」が鍛えられます。

編集者やデザイナーがなぜこのタイトル、デザインにしたのか、意図を考え、何が自分の心に刺さったのかも考えてみましょう。それにより、理解系・思考系・感情系脳番地も

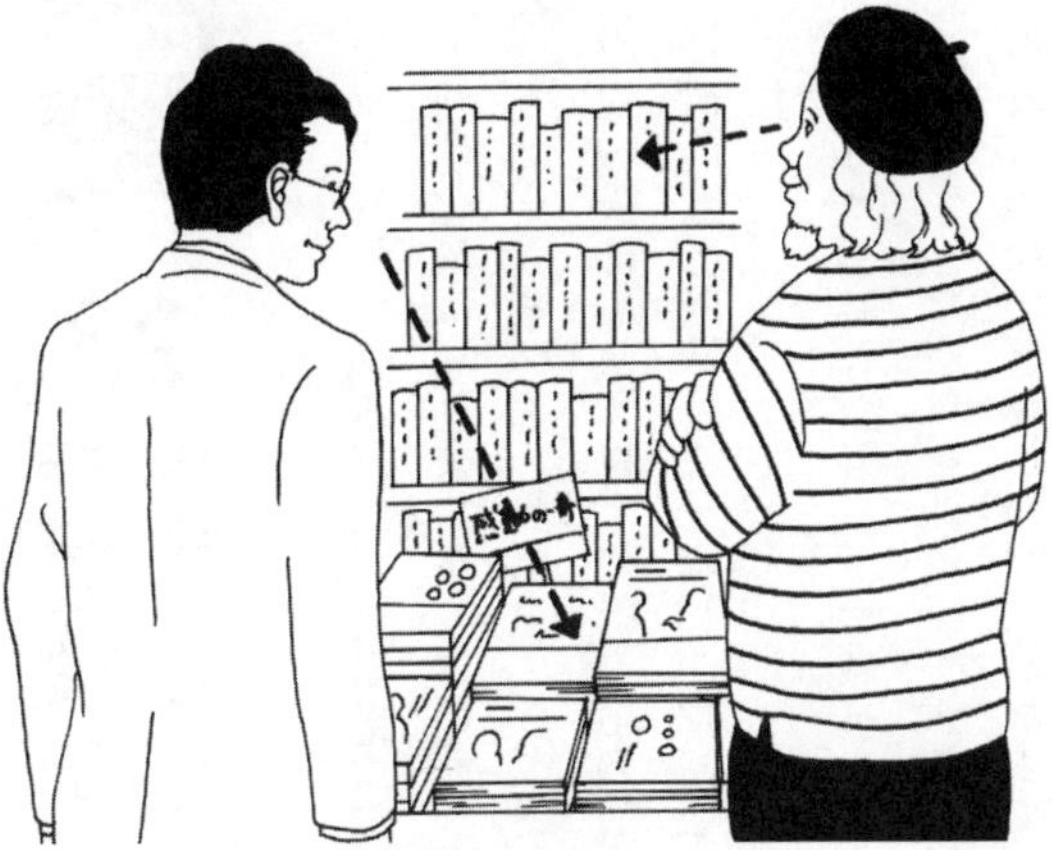

強化されます。

本を選ぶ場所としては、駅ナカの書店がおすすめです。なぜなら、ビジネスや旅行、小説、エンタメ、健康などさまざまなジャンルの新しい情報が、コンパクトなスペースに集まっているからです。経験上、最初から目当ての本がある場合は、品揃えのいい大きな書店が便利ですが、そうでない場合は、さまざまなジャンルに効率的に目を通すことのできる駅ナカ書店に立ち寄ってみると「今自分が求めている本」に出会える確率が高くなるように感じます。

帰り

23 乗車後すぐに腹式呼吸を行う（1〜5分）

呼吸で脳をバージョンアップ！

仕事で疲れているのに、満員電車。さまざまな種類の人がギュッと集まっているので、脳の活性化にはなりますが、夜の疲れた脳にとっては、かなりハードな状況です。電車に入ってすぐ「キツイ」と思ったら、迷わず腹式呼吸を行い、脳の調子を整えましょう。

腹式呼吸により、特定の脳番地の酸素不足な状態を解消し、脳全体をリセットします。一般的な呼吸数は1分に10〜12回といわれていますが、それを6回にできるように目指します。

やり方はとても簡単。まず鼻から息を吸うと同時に、お腹を膨らませていき、今度は、お腹にたまった空気を外に出す気持ちでゆっくり口から吐いていきます。

慣れていないと難しい呼吸法なので、最初はお腹の動きを意識するために、お腹に手を当てながら呼吸するのがいいでしょう。

まずは1分程度、ゆっくり呼吸します。慣れてきたら、徐々に時間を延ばしましょう。5分間できるようになれば、腹式呼吸を会得したも同然です。

以前にも触れましたが、人は外から影響を受けやすい社会的な動物です。もちろんそれによって脳が成長するというメリットもありますが、逆に刺激を受けやすいばかりに、それがストレスとなって、心身のバランスを崩す要因にもなります。

腹式呼吸により、呼吸に集中できるので、周りの刺激やこれまでに脳を支配していた雑念が取り払われ、必要以上の刺激を受けないような身体をつくることができます。

刺激を受けなくなると脳機能が低下してしまうと思われるかもしれませんが、決してそうではありません。むしろこのトレーニングは、脳の成長につながります。

これまでは脳にストレスを与えるような刺激や情報もすべて受けとっていた脳が、腹式呼吸によって、「今必要な刺激」を選択できる脳にバージョンアップするということです。

五感に関しても、腹式呼吸により敏感になり、それによって自己観察力が大いに高まります。自己観察力が高まると、冷静に物事を考え、判断できる視点が身につきます。

怒りのような感情が出てきたときも、腹式呼吸を行うことで、感情系脳番地をコントロールし、怒りを鎮めることができます。

帰り

24 一番早く電車を降りる人を予想する（20～30分）

落ち着きのないあの人は、次の駅で降りるか!?

座席に座っている乗客のうち、誰が一番早く電車を降りるでしょうか？　ゲーム感覚で当ててみましょう。一人でいるのか、複数人でいるのか。持ち物は手に持っているのか、網棚に上げているのか――座っている人の状況をつぶさに観察します。

乗客の身なりや仕草をしっかり観察する（視覚）ことに始まり、早く降りる人の傾向を想起（記憶）し、そのタイプと合致するかどうか見極め（理解）、選択（思考）していくので、「高次脳機能」のトレーニングです。

単に予想するだけでも、自分の推理能力・観察力の鍛錬になりますが、できれば、心から「座りたい」という気持ちで選んで、「この人だ！」と思う人の近くまで移動してみてほしいと思います。当たれば嬉しいですし、その分外れたらやはり悔しさを感じるので、それによって前頭葉にある感情系脳番地が強化されます。必ず当たるとはいえませんが、

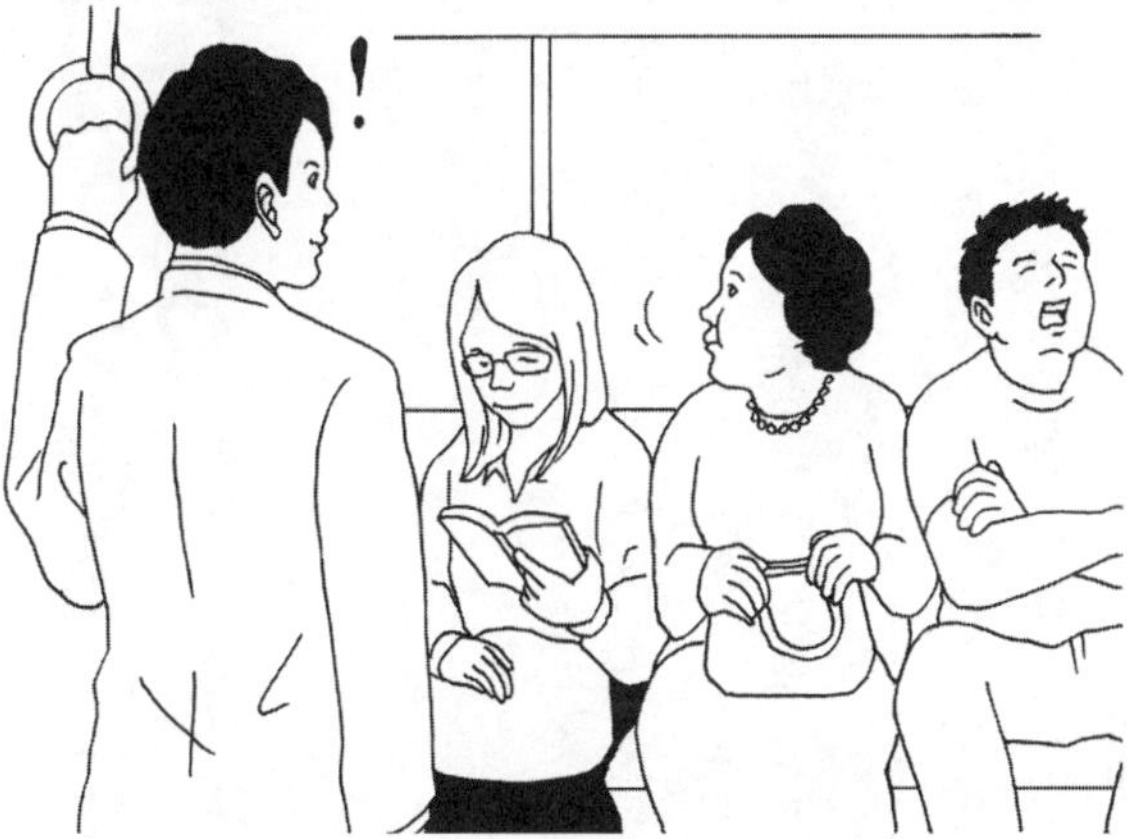

早く降りる人の傾向はあります。一番わかりやすいのは、駅に着くたびに周りを見渡しているような人。さらには、荷物を膝の上に載せている人も多いです。逆に、座席でうたた寝している人や、じっくり読書している人は降りそうにありません。

このトレーニングのいい点は、予想が当たらなかったとしても「なぜ間違ったのか」と振り返ることができるところです。そのため、自分でゲーム内容を変更できます。

自分にとってはまったく無害、無損なので、気楽にできて頭を休める作用もあります。

最初は、「たかがゲーム」と思っていた人も想像以上の面白さにハマるかもしれません。

帰り

25 積極的に席を譲る（1回）

座るべき人を探し出せ！

「座るゲーム」の次は、「席譲りゲーム」。これも実は、仕事帰りの疲れた脳にはとても良い効果があるのです。

「情けは人の為ならず」という言葉がありますが、脳科学的にも、情けは自分のためになるということがわかっています。なぜなら人間の脳は、親切なことをして人の役に立っていると感じることで「幸福感」を得ることができるようになっているから。脳には、思いやりのある行動をとったとき、オキシトシンという快楽物質が脳内に分泌されるようプログラムされているのです。

電車で席を譲るというのは、意外と難しいものですよね。譲るべき相手かどうかを見極めるのがそもそも繊細な問題で難しいですし、以前に譲ろうとしたら断られてバツの悪い思いをした、という経験があり躊躇してしまう人もいるかもしれません。

マタニティマークをカバンに付けている妊婦さんなどは探しやすく譲りやすいですが、問題は目の前や近くにお年寄りに見える人が立っているとき。

この場合、まずは目を合わせてみましょう。ここで不機嫌な態度をとる場合は、席を譲られると「余計なお世話だ」というような気難しいタイプかもしれません。そうでない場合は瞬時に腰を浮かせて「どうぞ座ってください」とニコッと笑ってその場を離れましょう。

この行為の中では、視覚系脳番地で対象者を探し、理解系脳番地でどのような人かを想像し、感情系脳番地を使い表情を見て、思考系脳番地で決断し、運動系脳番地で腰を浮かせるという「高次脳機能」が働きます。そして、去り際にニコッと笑えるのは感情系脳番地が十分に強化され脳がとてもリラックスしている証なので、帰宅の準備は万端です。

今日は疲れたから、帰りの電車では座りたい——そう願うばかりに、空席めがけて突進するような人をたまに見かけます。このような人の脳は余裕のなくなっている状態で、抑制が働かず思考系脳番地が弱くなっている人です。このような状態で帰宅しても、リラックスすることはできません。家族に優しく接することもできないでしょう。

そもそも「今日は疲れた」と感じても、実はそれは「身体の疲れ」ではなく、思考系や理解系、伝達系の脳番地を一日中酷使したことによる「脳の疲れ」である場合が多くあります。

しゃべりすぎたり、考えることが多すぎたりして疲れを感じていた人は、運動系脳番地をほぼ使っていないケースが多いので、帰りの電車では座るよりも立つほうが脳番地シフトになって、脳内をリセットすることができます。

もちろん、営業などで体力を使いすぎて疲れている人は、座って運動系脳番地を休めることが、疲労を回復させる最適な方法です。

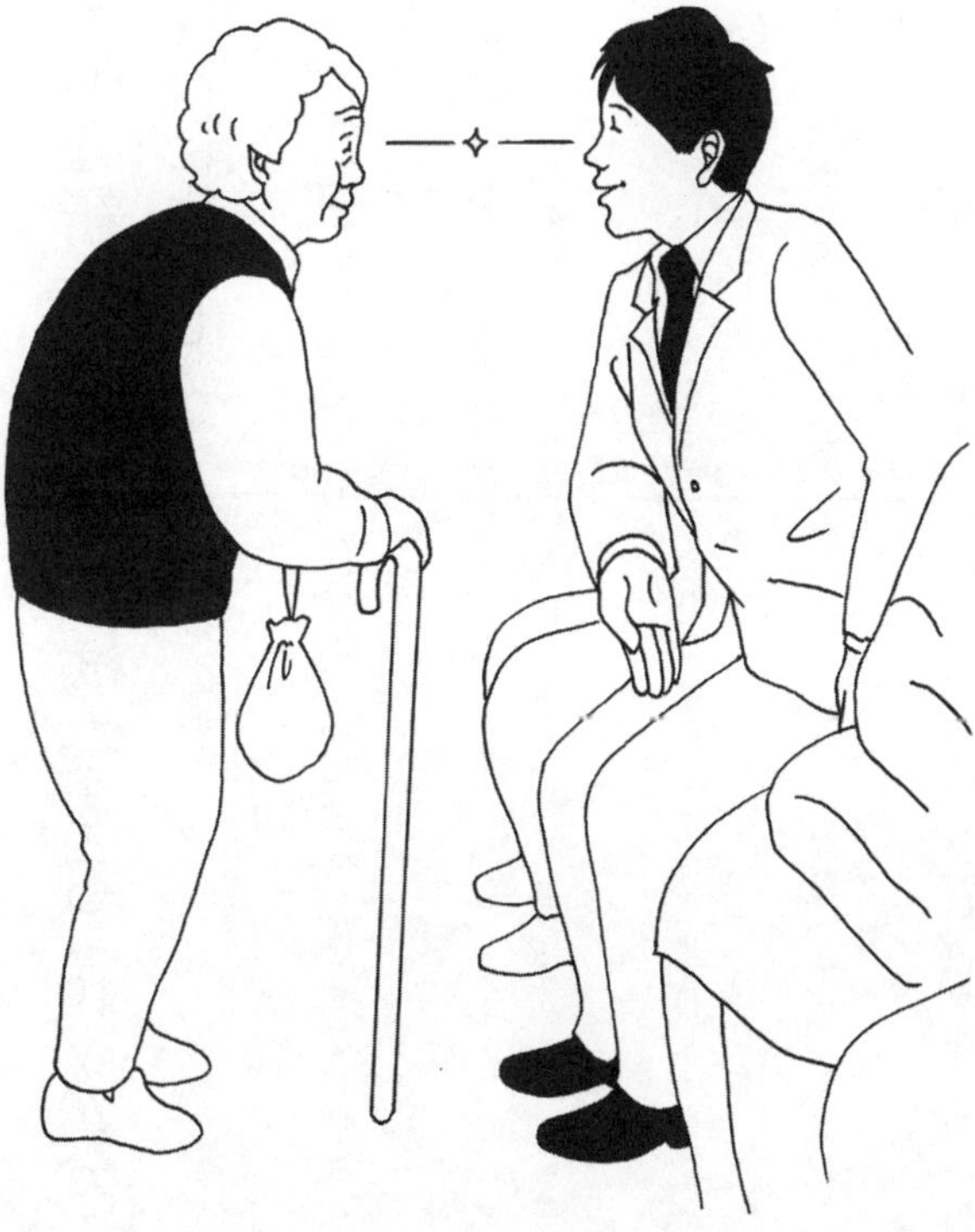

帰り

26 スマホで新しい趣味を検索する（10～20分）

今度は何に挑戦してみる？

電車内でスマホをやりすぎるのはよくないですが、ビジネスや生活に欠かせない便利なツールであるのは確かです。

そこで、スマホを脳番地の活性化に活かす方法を考えてみました。

それは、趣味など何か新しいことを始める際の情報を調べるというものです。

何ひとつ知識のない状況から、新しい情報を得て、さらに蓄積していく過程で、記憶系脳番地が鍛えられます。

昨日学んだことに、新しい知識や情報をどんどん蓄積していき、最終的には、学んだことを実際にやってみる、トライ&ラーンが重要です。

そのプロセスをスマホのメモにレコーディングしていけば、いつでも見直せますし、自

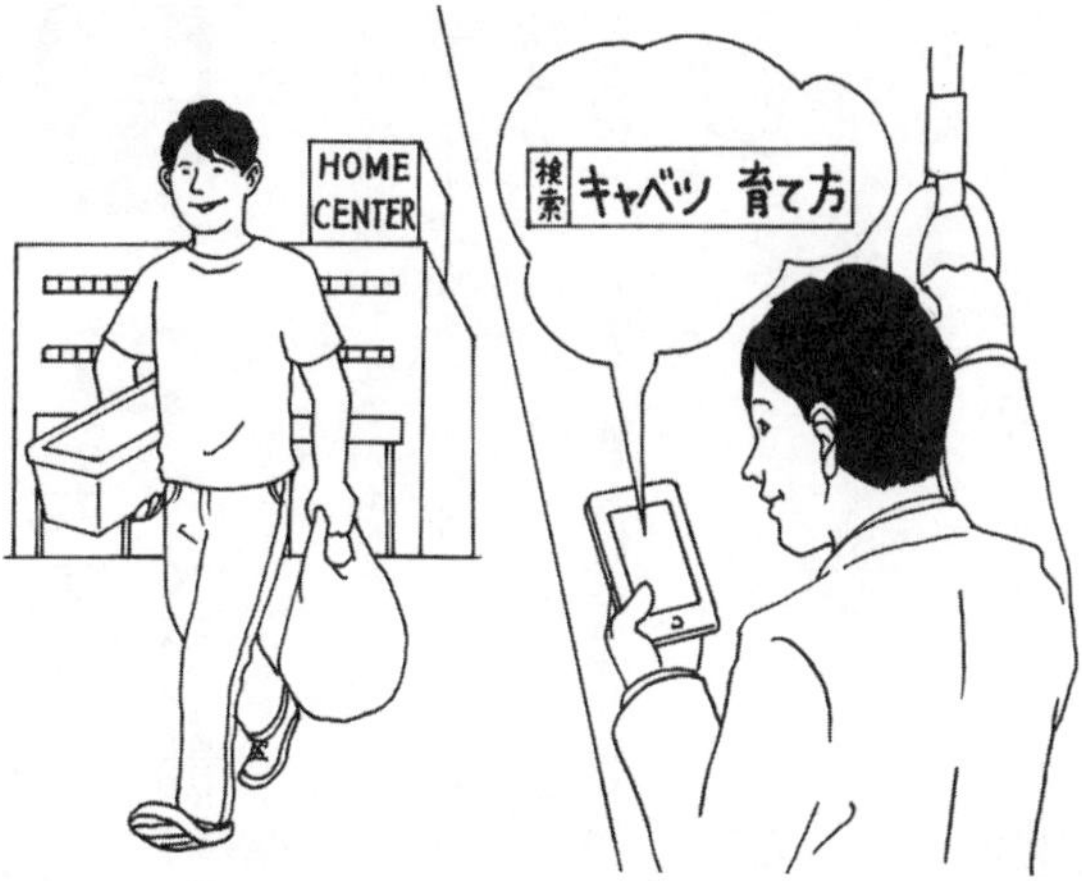

分の趣味としてブログなどで発表すれば、伝達系脳番地も鍛えられます。

スマホで調べながら、新しい学びに挑戦することで、視覚系脳番地、記憶系脳番地、理解系脳番地、思考系脳番地、運動系脳番地など複合的にさまざまな脳番地を使います。

普段、仕事の内容が毎日変わらない限り、自分のビジネスで使っている脳番地は、限定的なものになります。そこで、少しでも分野の違う「新しいこと」を学ぶことで、いつもは使っていない脳番地を使っていくことが、脳全体の活性化のために有効なのです。

帰り

27 元気が湧くまで待ち受け画面を見る（1～5分）

スマホを開いて、リセット効果

自宅には疲れを持ち込まないようにしましょう。そのために仕事帰りには、カフェでコーヒーや紅茶を一杯飲んだり、好きなブランドショップに立ち寄って洋服を眺めたり――そんなふうに、ひと息入れる「場所」をつくり、脳をリフレッシュすることが大切です。ときには、友人と軽く居酒屋で語り合うのも、伝達系脳番地を刺激しつつリラックスできて良いでしょう。

ひと息つくことで、その日起こったことの記憶と感情の整理につながり、脳がリセットされて、脳の疲れを解消します。

さて、「新しい趣味を検索する」に続き、スマホを使ってできるトレーニングです。

小さなお子さんやお孫さんをもつ親御さんや祖父母の方が、携帯電話やスマホの待ち受け画面に、お子さんやお孫さんのかわいらしい写真を設定しているケースをよく見かけます。みなさんは無意識にやっていることかもしれませんが、つらいときや疲れているときに、ポジティブな気持ちに切り替えるための拠り所にしています。これも「リセット効果」です。「待ち受け画面」が立派な「リセットの場所」として機能しているのです。

待ち受け画面にはぜひ、見ると心安らいだり、元気ややる気が湧いてきたりする写真を設定しましょう。できれば、「何のために働いているのか」、それをすぐに思い出せるような写真がいいと思います。子どもの写真を見れば「この子のために」とがんばることができます。旅行先での写真を見れば「またここに行こう」とがんばることができます。過去の楽しい思い出を引き出すことで今日あった出来事と対比ができるので、自分自身が客観視できるのです。

そして写真を見るときは、その対象のものにできるだけ思いを馳せてみましょう。視覚系脳番地や記憶系脳番地、感情系脳番地が強化されます。

オン・オフにメリハリのない生活を続けていると、視野がどんどん狭くなり、さまざまなことを客観的に見ることができなくなってしまいます。もし疲れを感じていなくても、必ずリセットの「時間」と「場所」をつくるようにしましょう。

帰り

28 あえて利き手を使わない（1〜2回）

つり革は利き手と反対の手でつかむ

利き手が「右手」なら、通勤中は「左手」だけを使って過ごしてみてください。帰りの電車でこれを行うことで、脳番地シフトができて疲れた脳がリセットできます。

改札口では、「ICカード定期券」を右手でなく左手を使ってタッチし、自動販売機でなにか飲み物を買うときも、左手でICカードをかざします。車内においても、つり革をつかむのは左手を使います。

やってみるとわかりますが、一つひとつの動作がぎこちなく、とても煩わしく感じます。その「煩わしさ」は、脳にとってストレスになっています。

しかし、このマイルドなストレスは脳の成長を支える潜在能力細胞が生まれる瞬間でもあるので、この「マイルドストレス」をポジティブに捉えて取り組むことが大切です。それによって、より効果的な脳番地トレーニングを実践することができます。

利き手ではない手でご飯を食べてもおいしく感じなかった、という経験はありませんか？ これは、運動系脳番地の背後には皮膚感覚を担う感情系脳番地が接しており、動作の違和感が即座に感情を刺激しやすい構造になっていることが要因です。したがって普段使わない手を使うことで感覚に強く働きかけることは、感情系脳番地にも強く作用し、怒りなどをコントロールする力も身につけることができます。

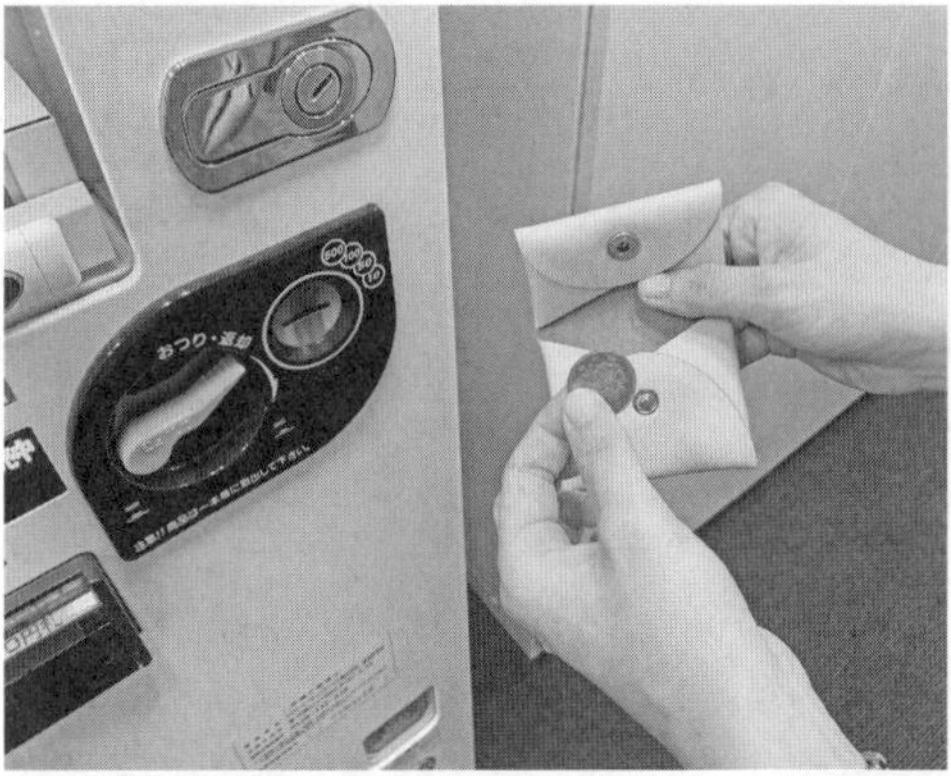

軽く脳を休めるための脳番地シフトを行うなら、利き手と反対の手で小銭を財布から取り出してみることがおすすめ

　さらに、組み合わせを変えて、改札口では「ICカード定期券」を右手（利き手）でタッチし、飲み物などの買い物は左手（反対の手）で行うなど、手を交互に使うようにすると、今度は左脳と右脳の交流を促します。それによって左脳も右脳も同時に働かすことができて、ビジネスシーンではお客さまの手荷物をサッと受け取るなどのホスピタリティを、適切なタイミングですばやく発揮することができます。

帰り

29 今日1日を振り返る（1回）

朝ごはんから順を追って……

脳の疲れをとるためには、疲れの原因となるような「悩み」を、明日に持ち越さないことが大切。そこでぜひやってもらいたい脳番地トレーニングが、仕事帰りの電車の中で「今日を振り返る」ことです。具体的に、1日の行動を振り返りましょう。

●朝ごはんは何を食べたか？
●出社してまず何の仕事に取りかかったか？
●まず誰と会話して、相手はどんな反応だったか？　など

このように1日の行動を詳細に振り返ることで、記憶系脳番地が強化されます。

さらに、「もっとこうすべきだった」という反省事項があれば、理想的な行動をとって

いる自分の姿をできるだけ詳しく思い浮かべてください。具体的にイメージすることで、次に似たような状況になったときに、スムーズに行動できるようになります。

また「1日を振り返る」ことで、その日のことが脳に記憶として蓄積されるので、変化のある日々を体感でき、「生きている実感」を得られる効果もあります。

しかし、その日のことを振り返らずに過ごしていると、日々の記憶が薄くなっていき、だんだんと変化も手応えもない毎日を過ごしている気分になってくるでしょう。それが続くと、会社に行く気持ちも失せてしまいます。どんなに忙しくても毎日振り返る時間をもつことは、毎日を実のあるものとして生きていくためには、欠かせません。

また、帰りの電車に乗っている間に、脳内で明日の目標と一緒にやるべきことを簡単に整理しておくと、翌朝からすぐに仕事に着手しやすくなります。どうしてかというと、脳は、初めてのことには迅速に反応できませんが、一度見たことや考えたこと、経験したことにはスムーズに反応できるからです。要するに明日の整理をしておくことは予習となり、脳は一度経験したことと同じくらいスムーズに反応するようになるのです。

帰り

30 降りたことのない駅に降りてみる（20～30分）

「電車セラピー」と同じ効果！

知らない駅に降りると、見るもの聞くものすべてが初めてのものばかりで、感情や思考に大きな影響を与えます。もちろん、視覚系や聴覚系などの脳番地も活用するので、脳全体の活性化にもなります。第2章で説明した「電車セラピー」と同様の効果もあるといえます。

とはいえ、帰宅途中にまったく知らない駅や街に行く時間を割くのは、なかなかできないと思います。そこで、通勤経路の途中にある駅で、できればこれまで自分と接点のなかった駅を選んで、降りてみましょう。

どんな雰囲気をしているのか。最寄り駅にはないようなお店が並んでいたり、チェーン店がある場合は、最寄り駅のチェーン店との違いを比べてみるのもいいでしょう。街の匂いや環境音に注意を向けるのも新鮮だと思います。ここで、新しい街の楽しみ方をいつくか挙げてみます。ぜひ参考にしてみてください。

●自分にとって目新しいものに絞って探し歩いてみる。
「オリジナルのもの」「地元の店」など自分でテーマを決めて、探してみましょう。
↓視覚系脳番地や理解系脳番地を鍛えることができます。

●その駅や周辺エリアの特徴を、端的に言葉で表現してみる。
(例)
・飲み屋が多いエリアだから「赤ちょうちんが映える駅」
・駅やお店にスロープや手すりが十分に備わっているから「バリアフリーが進んでいる街」
↓視覚系脳番地や理解系脳番地、思考系脳番地はもちろん、言葉にすることで伝達系脳番地も鍛えることができます。

●気になるお店に入って、店員に話しかけてみる。
↓緊張感のある体験が脳には大きな刺激になります。伝達系脳番地や思考系脳番地、そして感情系脳番地が鍛えられます。地元の食べものを探して食べてみるのも、新鮮な脳への味覚、嗅覚の刺激になります。

知らない駅や街の楽しみ方は、今紹介した以外にもさまざまなテーマで行うことができます。みなさんそれぞれの視点で、初めての街を楽しんでください。

また、「電車を降りてからどのくらい歩けばいいか」の目安として、その日1日に歩いた時間が1時間以上になるように、足りない時間を補ってください。

脳科学的に、良い睡眠をとるには運動が欠かせません。

普段からよく歩く人は、運動系脳番地が発達しているだけでなく、フットワークが軽く、柔軟性のある考え方をもっている人が多いです。また適度な運動は、身体に心地良い疲労感を与え、質の良い睡眠を促します。

アルツハイマーの国際学会の研究発表の中には、働きざかりの中年の時期に毎日1時間以上歩いていない人は、歩いている人に比べて、認知症のリスクが4倍以上高まるという報告がありました。ちなみに私は、朝食をとってから、1時間ほどの散歩を日課にしています。

散歩は、アイデアの創出にも役立ちます。歩いたりして活動的になると、それまで煮詰まっていたアイデアがふっと浮かんできます。身体を動かすことで、これまで使っていた思考系脳番地が解放され、運動系に脳番地シフトされることで、思考が再び機能する準備が整うのだと考えられます。

どのくらい歩けば、アイデアらしきものが現れるか。私の経験では、２キロメートルくらい（徒歩30分）過ぎたあたりが多いです。もし散歩を「アイデアをつかまえる機会」として活用したいなら、事前に頭の中にその情報をインプットしておくといいです。

下車後

31 自分を相手に重ねて話を聞く（5～20分）

「自分だったら」と考える

あなたは1日の中で「話す」か「聞く」か、どちらが多いですか？　振り返ってみてください。

職種にもよりますが、ほとんどの人は、会議や打ち合わせ、商談、面談など、仕事中には人と話をすることに多くの時間を費やしています。

聞くことよりも話すことが多いという人。特に、「部下との関係がうまくいかない」「営業として成績が伸び悩んでいる」「お客さまとのトラブルが続いている」などの問題で悩んでいる人に、おすすめのトレーニングがあります。

それは、帰宅したら家族との会話の時間をつくること。さらに、その家族に自分を重ねて、じっくり話を聞くことです。もちろん、ひとり暮らしの場合は、近くに住む同僚や友人との会話をもつようにすればいいと思います。

話を聞くときは、目の前の相手に憑依《ひょうい》するかのように気持ちに寄り添ってみましょう。たとえば、目の前に中学生のお子さんがいる場合は「13歳の頃の自分はどのように親に話を聞いてもらいたかっただろうか」と思い出しながら話を聞いてみます。さらに、自分と意見が180度違っても、まずは相手の意見を尊重して耳を傾け、相手が何を伝えようとしているのか、本音を汲みとるようにしてください。

これにより、右脳の聴覚系脳番地が鍛えられます。さらに、相手の立場に重ねた自分を思い起こすことで記憶系脳番地と理解系脳番地を強化し、言いたいことをまずはグッととらえ、聞くことに集中することで、思考系脳番地も強化されます。聞きながら相手の気持ちを考えるのは、かなり脳を働かせることになりますが、仕事で使っていた伝達系脳番地を休めることになるので、自然と脳番地シフトができ、疲れを解消する効果も得られます。

奥さんや旦那さん、友人や恋人とより良い関係を構築する機会にもなるはずです。今までおしゃべりで自分の調子を保ってきた人にとっては、すぐに傾聴スタイルでやりとりするのはなかなか難しいと思います。普段なかなか家族との会話の時間がもてていなかった人にとってもハードルが高いかもしれません。

無理のない範囲で、ぜひ始めてみましょう。

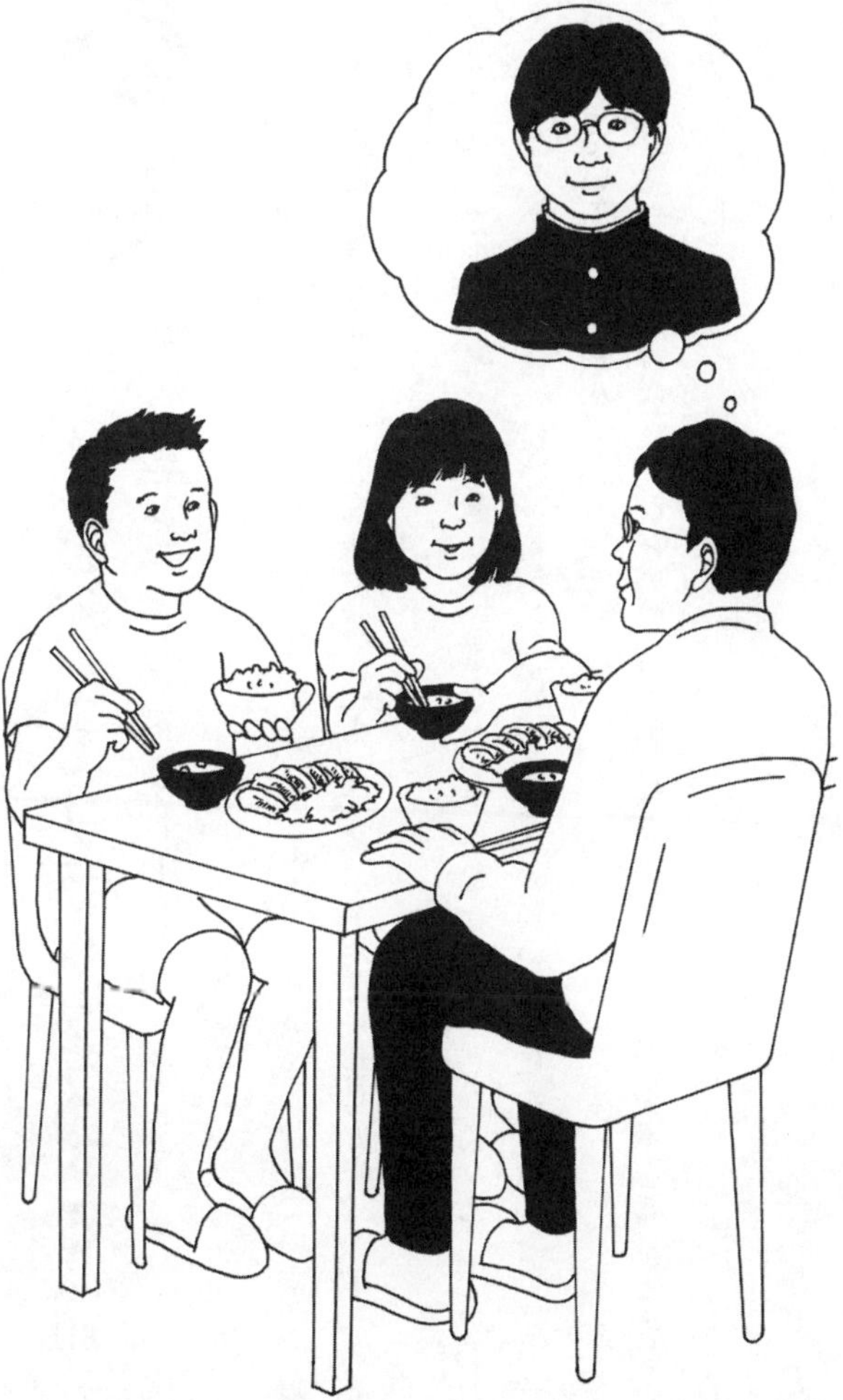

下車後

32 ティーを飲んでリラックスする（20分）

香りで手軽にコントロール！

香りを味わう嗅覚は、五感の中でも特に、「感情」をゆさぶるといわれています。嗅覚は、他の感覚機能と違って、大脳新皮質を経由せずに、海馬と扁桃体がある大脳辺縁系と直接つながっています。

最近では、アルツハイマー型認知症が進むと匂いが徐々にわからなくなる、といわれています。たとえば、石鹸の匂いがわからない、たばこの匂いが気にならないといった症状も関係しているという報告もあります。

また、嗅覚や味覚は喜怒哀楽などの感情系脳番地だけでなく、記憶系脳番地との結びつきも強い感覚機能です。

●恋人との初デートで訪れた喫茶店で初めて飲んだブラックコーヒーの香り

●仕事がうまくいかない日々によく通っていた牛丼店の味
●将来に不安を抱え過ごしていた学生時代に食べていた定食屋のカレーの味と香り

といったように、嗅いだり味わったりしたときの状況やエピソードと合わせて、感情を伴って脳に記憶として残ります。匂いを嗅ぐと、つい「いいこと」も「わるいこと」も感情とともに思い出すのです。これを「プルースト効果」といいます。

こうした「香り（匂い）」の効果を活用して、疲れを解消してみましょう。

仕事が終わり家に帰ったら、紅茶やハーブティーなどを楽しむ時間をもちましょう。それも毎日同じものを飲むのではなく、何種類か用意しておいて、気分によって種類を変えてみるのがおすすめです。

たとえば私のティーコレクションは、蓋を開けるとそれぞれに個性的な香りがします。それぞれをゆったりと嗅ぎながら、そのときの気分で、自分が欲する香りのティーを選ぶようにしています。

それぞれの種類に適した効能があると思いますが、ラベルの効能に合わせる必要はありません。毎日気分も変化していくので、そのときの自分の気分や気持ちに合わせて選べば大丈夫です。

飲む種類を変えることによって、「自分の気分が落ち着く」ことを観察する。そういう「嗜みをもつ」ことが、自分の気持ちを切り替えるトレーニングになります。

私は元来、花の香が好きなので、海外旅行の際などに複数のハーブを調合したそれぞれ香りの違う種類のお茶を買い置きして、その時々の気分を素直に振り返り選んでいます。この選ぶ作業も含めて、香りを嗅ぎながら和んでいきます。

こうして香りを嗅ぎながらリラックスすることが習慣づいてきたら、マイボトルに好きなハーブティーを入れて持っていくことで、どこでも自分の感覚をリセットできます。嫌なことがあっても、そのハーブティーの香りを嗅ぐことで、家でリラックスして飲んでいたことを思い出すので、現状の気持ちもそれに合わせて落ち着くようになるのです。

長距離電車でも、いつもの香りを嗅ぎながら乗車すると、長旅がさらに楽しく待ち遠しくなります。私は、新幹線で品川から大阪方面に移動するとき、駅ナカのカフェでアールグレイティーを買って乗り、まずはゆったりと車窓を見ながら過ごすことを定番としています。すると、1時間はあっという間に過ぎます。

加藤俊徳の一日を彩る

TWG Tea コレクション

＊TWG Tea（ティーダブリュージーティー）とは

シンガポール発のラグジュアリーティーブランド。茶葉の種類は世界一多いといわれ、気分に合わせた飲み分けを楽しむのにもおすすめです。

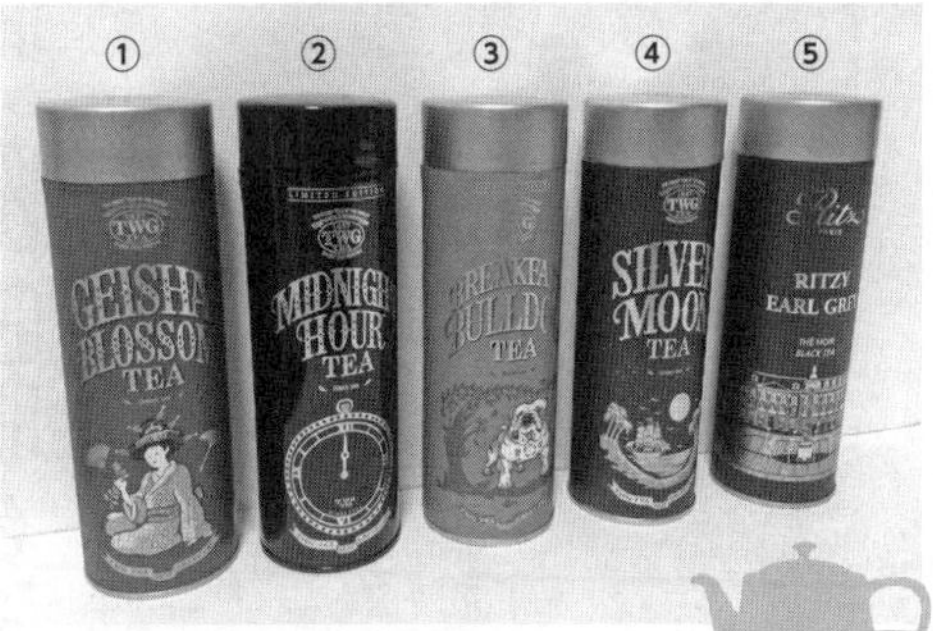

①GEISHA BLOSSOM TEA
ほんのり甘い香りのグリーンティーで、
夜自宅に帰りほっとひと息してまた書類に目を通すときに手離せません。

②MIDNIGHT HOUR TEA
パイナップルとパパイヤが入ったフルーティーな味わいのブラックティーで入寝前のひとときに飲みます。

③BREAKFAST BULLDOG TEA
とにかくおしゃれなピンクのカバーで「ここにどうしてブルドッグ？」と楽しくなりついつい飲みたくなる朝のティー です。

④SILVER MOON TEA
少しスパイシーな香りで「これって何？」と思わせてくれる緑茶。
気分転換したいときに飲みます。

⑤RITZY EARL GREY
パリのホテル「リッツ」とコラボした限定品で、大好きなアールグレイティー 。疲れを癒してくれます。

下車後

33 7時間の睡眠を確保する（7〜8時間）

「通勤がキツイ」人は睡眠が足りない？

忙しくなってくると、1日の時間の中で優先的に削られがちなのが睡眠時間です。

実際、現代の日本人は年々睡眠時間が減りつつあります。毎年厚生労働省が行っている調査で、2017年には1日の平均睡眠時間が7時間未満の成人が7割を超えました。(※1)

睡眠不足では、次の日の仕事で100%のパフォーマンスを発揮することができなくなります。

ビジネスパーソンとして第一線で活躍するためには、7時間以上の睡眠時間をとることが必要不可欠です。

もし、睡眠時間が短い、あるいは睡眠をとらない日々が続くと、寝ている間に脳で本来行われるべき、記憶の定着化がなされず物事の上っ面だけしか頭に残らなくなります。そうすると、いざビジネスシーンで指示を受けても、聞いたことを柔軟に応用できず、手痛い失敗をおかすことにつながりかねません。

また、脳の老廃物の排泄作用もスムーズにいかないため、疲れがたまるだけでなく、蓄積した老廃物が神経細胞の働きを低下させて認知症の発症を早める、といわれています。

さらに、睡眠時間が6時間未満なら、感染症にかかる可能性も4倍以上のリスクが高まり、免疫力が大きく低下しますし、うつ病や不眠症になる確率も高まります。

マウスを使った複数の研究でも睡眠不足による生活への悪影響が証明されています。通常の睡眠状態だとオスが交尾しようとしてメスを追いかけますが、オスとメスの両者とも24時間一睡もしないでいると、立場が逆転して、メスがオスを追いかけ回すなど、日常行動を大きく狂わせます。

人間も同じように脳内リズム(※2)が崩れると、ホルモンに影響を与え、「会社に行きたくない」「通勤がキツイ」などの問題が生じてきます。

脳内リズムが崩れたサインとして、普段起こらない生理的欲求が起こったりします。たとえば、22時を過ぎたあたりから食欲が湧いてくることも、通常ならありえないことです。

本来21時頃からメラトニンなどの睡眠成長ホルモンが分泌され、腸の蠕動《ぜんどう》が下がり始める時間なので、食欲が低下してくるのが一般的です。それなのに食欲が高まってくるのは、「睡眠」と「覚醒」が逆転している証拠です。

こういう場合は、なるべく早く寝ることが重要です。メラトニンの分泌が多い時間帯はおおよそ21時から朝方5時の間なので、7時間以上の睡眠を確保するなら、できれば午後10時、遅くとも午後11時までに寝るのがベストです。健康的な身体と脳をキープしていくためにも、ぜひこの7時間以上の睡眠をとるように心がけてください。そして、パフォーマンスの高い仕事を目指すなら、最優先で取り組みましょう。

※1 出典：厚生労働省『平成29年 国民健康・栄養調査報告』 第3部 身体活動・運動及び睡眠に関する状況 調査結果

※2 サーカディアンリズム（概日リズム）といって、日中太陽を浴びることで、夜の睡眠が深くなる24時間の生活リズムのこと。昼間に太陽の光を浴びることで、脳内にセロトニンが分泌され、それが大量に分泌されると、夜は眠くなる働きをもつメラトニンというホルモンが豊富に分泌され、良い睡眠を促します。こうした好循環のホルモンの分泌が崩れると、不眠症や覚醒障害を引き起こします。

第4章

問題 どちらのほうが脳を刺激する？

Q．二つの動作のうち、どちらが脳番地をより刺激し、
脳を活性化するでしょうか？

①（車内で）立つ VS 座る

②周りの速度に合わせて歩く VS 自分のペースで歩く

③大きな車窓を眺める VS 小さな車窓を眺める

④端の席に座る VS 真ん中の席に座る

⑤（荷物を）網棚の上に置く VS 抱えて持つ

⑥（スマホで）ゲームをする VS レシピを検索する

⑦（満員電車では）何もしない VS 文字を読む

最後の章では、みなさんが脳番地の鍛え方についてどれくらい理解できたか、七つの問題を通してチェックしてみましょう。

問題を解く際には、脳番地を鍛えるためにも、答えを選ぶだけではなく、その理由も一緒に考えてみてください。

問題によっては、これまでお話ししてきた脳番地理論の応用編もあるので、さらに脳や脳番地に対する理解も深まります。

さて、答えは決まりましたか？

さっそく、次ページから答え合わせをしてみましょう。

①（車内で）立つ VS 座る

これまでこの本をお読みいただいたみなさんであれば、どちらが脳を刺激するのか、すぐにわかると思います。正解は「立つ」動作です。

第3章で紹介した脳番地トレーニング「11 目を閉じて、片足で立つ」でも説明しましたが、人間は「立つ」ことで、運動系脳番地だけでなく脳の小脳や前頭葉の視覚系や思考系にある姿勢保持を調節するための脳番地を働かせています。

電車の振動によって身体が左右に揺れても、体勢を崩すことなく立っていられるのは、右足は左の頭頂部、左足は右の頭頂部にある運動系脳番地を活発に動かしながら、それを大脳の右脳と左脳をつなぐ「脳梁」と呼ばれる神経線維の束や小脳を働かせて、左右の足への力の入れ具合を微妙に調節するからです。

このように、電車内で「立つ」ことにより脳のさまざまな部分が活発に働いてバランスをとることで、脳全体が刺激され、脳の活性化を促進することができます。

さらに、足裏を刺激しながら立つと、運動系脳番地の背後に接している感覚系脳番地に影響を与え、感情系脳番地を刺激して脳をより覚醒させることができます。たとえば、その場で軽く足踏みをして立つと、足の裏がマッサージされ、楽になったり気持ちが良くなるのは感覚系を通じて感情系が刺激された結果なのです。

一方、「座る」という動作は、身体の下半身を動かす運動系脳番地を使うことが少なく、刺激が限定的になります。そのため、座ったら力が抜ける、眠くなるという状態に陥ってしまい、最寄りの駅に降りるまで、頭が働かない状態になってしまいます。ただ、水平に見たり見下ろしたりする「立つ」動作と違い、「座る」と下から上を見上げるように視野が広がります。視覚系脳番地の刺激に変化をつけたいときには、立ったり、座ったりするのも効果的です。

ちなみに「立つ」動作には、自分の意志を鍛える効果もあります。揺れの中でも何とかバランスをとろうと思考系から運動系へ指示を出すので、思考系脳番地が鍛えられます。

その他にも、「12まっすぐに立ち、身体の状態を感じとる」で紹介したように、立って身体を動かすことで、その日の身体の調子も把握できたりするので、やはり「立つ」ことでの効能は大きいと思います。

②周りの速度に合わせて歩く VS 自分のペースで歩く

正解は、「自分のペースで歩く」です。

通勤中のみなさんの様子を見ていると、駅構内だけでなく、改札口を出て、オフィスに向かうときも、とにかく何かにせかされて歩いているように見えます。

周りの人につられて無意識に歩くペースが速くなってしまっている人。この人たちは、脳が活発に機能することなく身体が反射的に行動してしまう「脳の自動化」状態に陥っています。

脳を鍛え活性化するためには、周りの人の歩く速度に合わせるよりも、自分のペースで歩くことをおすすめします。

たとえば、新宿駅を降りてから東京都庁へ向かう地下道を進む群衆のスピードは、すさまじいものがあります。ここで自分のペースをつくりだすには、周りの速度を意識しながら、自分の歩くスピードを変えなければならないので、かなりの緊張感と情報収集が必要です。このとき運動系だけでなく、視覚系、思考系、理解系の脳番地がフル回転します。

マラソンで「集団走」を行うとき、ペースメーカーとなる人が集団を引っ張るので、付いて走るほうは心身ともに楽になるといいます。これは、ペースメーカー以外は「省エネ脳走行」になるからです。

さらに、自分のペースで歩くことで、周囲のありとあらゆる刺激に対してむやみに反応する脳ではなく、意志をもって必要な刺激を受けとり反応する脳になるので、主体的な新しい発見や気づきを得る余裕ができます。

自分のペースで歩くことを心がけていくと、ビジネスシーンでも、自分で考えて決断することが習慣になっていきます。それが、数カ月後、あるいは数年後のビジネスパーソンとしてのキャリアの差になって表れるでしょう。

また、いつも考える癖をつけて思考系脳番地が鍛えられると、考えが揺らぐことがなくなり自信がつきます。ビジネスシーンで緊張するような場面でも、不必要に心臓がバクバクしたり、呼吸が浅くなったりして不安が増幅されることがなくなるので、感情系脳番地をポジティブに保つことができます。

「考える」最初の一歩を、「自分のペースで歩く」ことから踏み出してみましょう。

③大きな車窓を眺める VS 小さな車窓を眺める

正解は、「大きな車窓」です。

「窓の大きさが違うだけで、脳への影響も変わるものなの？」と疑問に思われるかもしれませんが、大きな車窓から見える景色を眺めることは、脳にとっては非常に大きな刺激となります。

実際、どのように違ってくるのでしょうか？

「大きな車窓」の場合は当然、「小さな車窓」よりも見える範囲が広がりますよね。

実は、視野の範囲によって、活動する脳の部位は違ってきます。

視覚系脳番地は、脳の後頭部に位置しています。その視覚系脳番地は、後頭部から前方に約5～6センチメートル延びています。

視野が狭い場合、たとえば近くの光景や人を見るときは、細かくモノを見るために視覚系脳番地の中でも脳の表層に近く直径15ミリメートルほどのエリアを使います。

一方、目の前に田園風景が広がったり、遠くの地平線まで見ようとするなど視野が広がる場合は、後頭部から前方に位置する視覚系脳番地も働きます。さらに、広い光景を前にすると、あちらこちら眼球を動かすので、前頭葉にある視覚系脳番地も刺激されます。

ですから、スマホやパソコンばかりを見ている日常の生活では、なかなか眼球を動かすことができませんが、「大きな車窓」から見える広い景色を眺めることで、活発な眼球運動が可能になるのです。

これによって文字通り、考え方においても視野が広がります。ビジネスシーンでは相手の状況が読みとれるようになって、柔軟な判断ができたり、見落としがちなケアレスミスもなくなるでしょう。

一つの考え方に固執しがちなビジネスパーソンや、メンバーのマネジメントに悪戦苦闘している管理職の方も、「大きな車窓」から景色を眺めることをおすすめします。

さらには、眼球運動が活発になれば、スマホなどの使用で部分的にしか機能していなかった視覚系脳番地を脳番地シフト（切り替え）することになり、脳の疲れを解消することにも役立ちます。

④端の席に座るVS真ん中の席に座る

「真ん中の席」を選んだ人が正解です。

端の席に座っている人に比べて、周囲の人と関わる頻度や、交差する視線などが圧倒的に多いのが「真ん中の席」。無意識ながらも周囲への気配りが頻繁に行われるので、視覚系脳番地や感情系脳番地などの働きを高めることができます。中でも、「注意力」に関わる理解系脳番地は他の脳番地以上に活発に動くので、鍛えられます。

実は人それぞれ、見ている（注意している）方向には偏りがあります。右利きの人なら右側に、左利きの人なら左側に注意がいきがちです。

私たちの身体は、普段使わない部位には注意が向きにくいようになっています。たとえば、足の爪。普段から靴下を履くときに視界に入るはずなのに、「あ、引っかかる」と思って久しぶりに見ると爪が伸びていた、という経験があるのではないでしょうか。だから、右利きの人なら身体の左側がぶつかりやすい、というような傾向にあります。

「半側空間無視」という高次脳機能障害を聞いたことがあるでしょうか？

脳梗塞が起きると、目では見えているのに片側の空間にある人やモノが認識できなくなる障害です。お茶碗にあるご飯を半分残したり、認識できないほうから話しかけられると反応できなかったりします。これは、脳の片方の機能（多くは右脳の理解系脳番地）が損傷することで起こりますが、機能が損傷しなくても、普段からあまり使わないことで機能が衰え、片側にしか注意が向かなくなるといったことは日常的に起こりうることです。

そこで、「真ん中の席」に座り、右利きなら左側を、左利きなら右側を主に意識して見てください。脳の衰えている（弱い）部分を鍛えることができます。

それによって、ケアレスミスを解消できたり、人の心の機微を汲みとれたり。店長や支店長など組織をまとめるような上の立場の人であれば、俯瞰的に店舗やオフィスを見渡したときに、気づくことも増えてくるようになります。

ぜひ、電車内では率先して「真ん中の席」を選択してみてください！

⑤（荷物を）網棚の上に置く VS 抱えて持つ

身体を大きく使ったり、周りへの気配りが求められる動作とは？　そんな観点で考えると、答えはわかるはずです。

正解は「網棚の上」です。

網棚の上にカバンなどの手荷物を置く動作は、第3章で紹介した脳番地トレーニング「6　駅の階段を上り下りする」と同じ抗重力運動（重力に逆らって行う運動）なので、身体的だけでなく心理的にも負担がかかり、とても面倒に感じます。

網棚の上に置く動作は、抱えて持つとき、膝の上に置くときの無意識な動作とは違い、「やろう！（上にあげよう！）」という意識を働かせる必要があります。これを繰り返し行っていると、意欲を高める「思考系脳番地」を活発に使うようになるのです。

実際、荷物を網棚の上に置いている人を観察してみると、ハツラツとしているように見えます。やはり、この動作から脳番地に与える影響が大きいと思われます。

その他にも、「網棚の上」に荷物を置く動作では、どこに荷物を置こうかと背伸びをしたり、荷物を持ち上げるために筋肉を動かしたりして運動系脳番地も活性化します。また、視覚系を使って荷物の置き場所を探します。

普段、網棚の上に荷物を置かない人にとっては、
「荷物の上げ下ろしの際に人にぶつからないだろうか」
「カバンの中にある飲み物が落ちて、他の人にかからないだろうか」
「降りるときに荷物を忘れたりしないだろうか」
というように、電車を降りるまで網棚にあるカバンのことが気になり、電車内ではなかなか落ち着かないかもしれません。

しかし脳科学的には、そのように心が落ち着かない体験が感情系や視覚系の脳番地などを刺激して、新たな「脳の枝ぶり」をつくり、脳の成長を促します。

また、網棚に荷物を置いたことを覚えていなければならないので、記憶系脳番地のある海馬も刺激します。

電車内では可能な限り、網棚の上に荷物を置いて、脳を活性化させましょう。

⑥（スマホで）ゲームをする VS レシピを検索する

正解は、「レシピを検索」です。

スマホ上ですべてが完結してしまうゲームは、視覚系脳番地が酷使される結果となり、第1章で説明したように、脳の疲労を引き起こしてしまいます。

スマホで収集した情報や知識をもとに、運動系脳番地を働かせるなど、次のアクションを起こさないと、さまざまな脳番地がつながって、脳への活性化には至りません。

スマホによるゲームだけでなく、知識や情報の収集だけを行い続けていると、「Ｗｅｂで誰かはこう言っていた」「あの記事にはこう書いてあった」というように、裏づけや根拠などを確認せずに、言葉だけで判断するようになり、現実感が乏しくなります。

そうなると、脳は現場の事実を確認することがなくなり、言葉そのものを鵜呑みにします。その結果、右脳の視覚系や理解系の脳番地が衰え、知らず知らずに言葉にこだわる直線的な思考になり、考え方が硬直化し頭でっかちな人間になってしまいます。

学んだことを確実にパフォーマンスに昇華することで、視覚系脳番地→理解系脳番地→運動系脳番地が連動して活発に動くようになり、脳番地同士がつながることで、脳全体の活性化を高めます。

一例を挙げると、「ビーフストロガノフをつくろう」とレシピを検索。そのレシピにしたがって（視覚系・理解系脳番地）、スーパーまで行き、タマネギや牛肉、マッシュルームなどの食材を買います（運動系脳番地）。さらにレシピにしたがって（視覚系・理解系脳番地）、調理を行います（運動系脳番地）。

そして、脳に大きな刺激をプラスするなら、「誰かのために」料理をつくるという意識を強くもつことです。相手の喜ぶ顔や満足した表情をイメージして行うので、感情系脳番地が刺激されます。

さらに、つくった料理をおいしく食べることができれば、感情系脳番地も強化されます。レシピ検索から料理を食べる工程まで行えば、ほぼすべての脳番地を活用して、脳全体を活性化することができます。ぜひお試しください。

⑦（満員電車では）何もしない VS 文字を読む

正解は「何もしない」です。

満員電車の中は、自由に動けないことによる身体的負担や、人と人との距離が近すぎることでの心理的ストレスなど、刺激にあふれています。集中して「文字を読む」ことで、それらの不快な刺激をシャットアウトすることも可能ですが、脳番地を鍛えるという意味では実は「何もしない」ほうが効果が大きいといえます。

普段忙しく毎日を過ごしている人であれば、満員電車であっても、少しのすき間があればスマホを見たり、本や新聞を読んでいるのではないでしょうか。

そういう、学びの習慣が身についている人にとってはむしろ、「何もしない」ということは初めての経験に等しいことなので、脳にとっては大きな刺激となります。

実際「何もしない（立ち止まる）」ことは、普段、すぐにスマホの中の活字に目がいく脳習慣を断ち切る意味で、何らかの動作をするのと同じくらい思考系脳番地を使い、前頭葉が非常に活性化します。普段コーヒーを1日5杯飲んでいる人が、1週間飲むのをやめてみるのと同じくらい、脳の癖になっている衝動を抑えるために、思考系脳番地が働くのです。

不快な状況では「何もしない」ほうがいいとはいえ、何かの物に頼らず、自分の呼吸に意識を向けて、第3章で説明したような腹式呼吸を行いましょう。

ゆっくり、ゆったり、リラックスして呼吸することで、脳が正しいリズムを維持します。

私たちの脳にあるリズムは、ホルモンのリズム、サーカディアンリズム、食事のリズムなど、さまざまなリズムに影響されており、それらが複合してできあがったものです。しかしこのリズムが、睡眠不足や不規則な食事、運動不足などの影響で崩れてしまうと、不眠症やうつ病、高血圧、肥満などを発症するおそれがあります。何もせず呼吸に専念することで、脳は正しいリズムをつくり、それによって回復力が高まり、体調も良くなっていきます。そして、朝からしっかりと覚醒できる身体に生まれ変わります。

実は、「何もしない」時間をもつことも、あなたの脳の中で眠っている能力を引き出すために必要な要素なのです。

おわりに

本書の脳番地トレーニングの舞台となった「通勤電車」。この空間が脳を活性化するのに最適な環境だと気づくことができたのは、私の電車との思い出が深く関係しています。

私は、現在の新潟県長岡市寺泊野積の出身で、小さい頃からよく祖母と一緒に電車を使って、東京に住む叔母のところに遊びに行っていました。今のように新幹線はない時代ですので、片道10時間以上はかかっていました。長時間の電車移動の中、どのように時間を使おうか、とぼんやり考えながら過ごしていたのを覚えています。

次に電車内での過ごし方を意識するようになったのは、18歳のときに起きたある出来事です。医学部受験のために、東京で下宿生活をしながら予備校に通っていました。先頭車両のドア付近に立って、必死で数学の公式などを覚えていたときだったと思います。駅に着いて電車を降りてすぐ、女性に呼び止められ……何かと思えば、チカンに間違われたのです。まったく身に覚えがないので、ただただ驚きました。結局、女性自身も誰の仕業であるのか確証がなかったようなので、それ以上とがめられることはありませんでした。

当時を振り返ると私は、近くに誰がいたのか意識していないほど、自分の身辺に対して注意を払っておらず、無関心でした。もし、今みなさんに提案している脳番地トレーニングができていたら、チカンは未然に防ぐことができたし、疑われるようなこともなかったと思います。

40年以上経った今も当時のことがトラウマになっていて、たまに夢にも出てくるほどです。思えば、通勤中の脳番地トレーニングの原点は、このときの苦い経験にあったように思います。

それから、医学部5年生のときには「電車の振動の多様性」という研究テーマで、都内を走る電車の縦ゆれ・横ゆれなどの振動を計測しました。この学生時代の初歩的な研究で、乗っている電車の振動の違いが脳に対して違う刺激を与えることを実感しました。

通勤電車における脳番地への影響について本格的に研究し始めたのは、２００１年にアメリカのミネソタ大学から研究の拠点を日本に移して、毎日、自宅から都庁の近く（新宿）まで通勤するようになったときです。約10年以上の通勤を続けていく中で、自宅とオフィスとをつなぐ時間の重要性を感じました。オフィスでは「仕事」、自宅では「休息」という目的がそれぞれにあり、それをつなぐ通勤時間は、その目的を叶えるための準備ができる時間だと気づいたのです。さらに、電車や駅には、脳を刺激し活性化するものがあふれているということにも気づき、そこから脳番地トレーニングを開発していきました。

みなさんの中には「現状を変えたい」という気持ちをお持ちの方が、少なからずいると思います。現状を変えるために重要なことは、二つあります。

一つは、初めてのことにも臆することなくトライすること。年齢を重ねていくと、この「初めてのこと」に挑戦することが億劫になったり、失敗するのが怖くなったりします。しかし、これまでのやり方に縛られていては何も変わりませんし、脳を活性化することもできません。

もう一つは、どんなことも楽しんで行うこと。感情系脳番地をうまく活用しながら気持ちをポジティブに保つことで、たとえ失敗があっても、「次こそは！」と何事にも積極的に取り組めるようになります。

この二つのことを念頭に置いて、脳のために新鮮な体験をたくさん取り入れていくことが、「現状を変える」上で大切なポイントになります。

そして、現状を変えるなら、まずは通勤を変えること。通勤が変われば、仕事が変わり、生活が変わっていきます。

脳にいい通勤は、あなたの人生にきっと良い影響を与えてくれます。

最後に、本書の出版にあたっては、西谷忠和氏、交通新聞社編集部の皆さまに尽力いただきました。この場を借りて感謝申し上げます。

令和元年九月一日

脳の学校代表　医学博士・脳内科医
加藤　俊徳

加藤俊徳（かとうとしのり）
1961年、新潟県生まれ。脳内科医、医学博士。加藤プラチナクリニック院長。株式会社脳の学校 代表。昭和大学客員教授。発達脳科学・MRI脳画像診断の専門家。胎児から超高齢者まで1万人以上を加藤式MRI脳画像診断法を用いて治療。脳の特徴を知ることでいくつになっても脳を成長させることができる「脳番地トレーニング法」を提唱。著書にベストセラー『脳の強化書』（あさ出版）、『50歳を超えても脳が若返る生き方』（講談社）、『片づけ脳——部屋も頭もスッキリする！』（自由国民社）など多数。

〈本文イラスト〉オギリマサホ

交通新聞社新書138
脳にいい！ 通勤電車の乗り方
脳内科医がズバリ解説
（定価はカバーに表示してあります）

2019年10月15日　第１刷発行

著　者——加藤俊徳
発行人——横山裕司
発行所——株式会社　交通新聞社
https://www.kotsu.co.jp/
〒101-0062　東京都千代田区神田駿河台2-3-11
NBF御茶ノ水ビル
電話　東京（03）6831-6550（編集部）
東京（03）6831-6622（販売部）

印刷・製本—大日本印刷株式会社

ISBN978-4-330-01319-0